Ricette Stoiche

Nutrire il Corpo e l'Anima

Paulo Ehms

MMXXIV

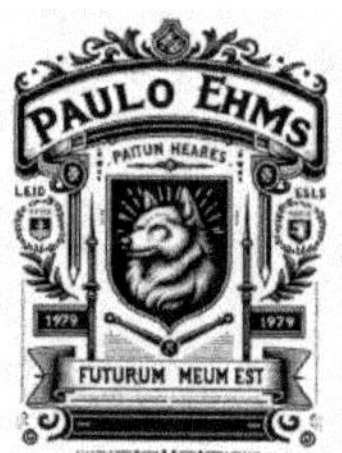

Per richieste di autorizzazione e feedback, contattare: pauloehms@hotmail.com

Sommario

Introduzione

Benvenuti in "Ricette Stoiche: Nutrire il Corpo e l'Anima". Questo libro è un'esplorazione che unisce la filosofia stoica all'arte culinaria, invitandovi a intraprendere un percorso gastronomico che nutre il corpo e la mente. Ispirato ai principi fondamentali della filosofia stoica, questo libro offre un approccio innovativo all'atto quotidiano di preparare e gustare cibo.

Nella tradizione stoica, la moderazione, la riflessione, la pazienza e la gratitudine sono valori fondamentali che guidano il comportamento umano. Questo libro propone che questi principi si estendano anche alla cucina, trasformando l'atto di preparare semplici pasti in una pratica profondamente significativa. Immergendovi in ricette attentamente selezionate, sarete invitati ad esplorare la semplicità degli ingredienti, l'apprezzamento del momento presente e la gratitudine per il sostentamento del corpo.

Qui, ogni capitolo è un viaggio gastronomico permeato dalla saggezza stoica. Dalla scelta degli ingredienti alla cura nella preparazione, ogni passo è un'opportunità per incorporare i principi stoici nella vostra esperienza culinaria. Che si tratti di preparare un pane integrale che simboleggia la semplicità della vita o di gustare un piatto di cereali integrali che riflette la moderazione, questo libro offre una visione pratica della filosofia stoica, trasformando la vostra cucina in un laboratorio di virtù.

Pertanto, preparatevi ad esplorare un mondo in cui la cucina diventa una manifestazione tangibile dei principi stoici, arricchendo il vostro palato, ma soprattutto la vostra comprensione della vita. "Ricette Stoiche: Nutrire il Corpo e l'Anima" vi invita a partecipare a un viaggio culinario unico, in cui ogni piatto è un'espressione consapevole di valori che vanno oltre il semplice atto di mangiare.

Capitolo 1

Moderazione

La filosofia stoica, caratterizzata dalla sua ricerca della virtù e dell'equanimità, sottolinea la moderazione come un principio fondamentale. Questo valore è applicato in modo integrale alle scelte alimentari, fornendo un approccio consapevole ed equilibrato per nutrire il corpo. Nella pratica stoica, la moderazione nell'alimentazione è una strategia per mantenere la salute fisica e anche un'espressione tangibile dell'autodisciplina e dell'armonia interiore.

Adottando la moderazione nell'alimentazione, gli stoici riconoscono l'importanza di evitare eccessi e stravaganze superflue. Essere consapevoli della quantità di cibo consumato promuove la salute fisica e riflette anche la disciplina mentale intrinseca alla filosofia stoica. Ogni scelta alimentare diventa un'opportunità per esercitare discernimento e autodisciplina, allontanandosi dall'indulgenza eccessiva che può offuscare la chiarezza di pensiero.

La ricerca della moderazione nell'alimentazione non implica privazioni, ma piuttosto la valorizzazione della qualità rispetto alla quantità. Gli stoici riconoscono che la vera soddisfazione non risiede nell'accumulo eccessivo di cibo, ma nell'apprezzamento consapevole di ciò che è necessario per sostenere il corpo. In questo contesto, la semplicità degli ingredienti diventa una manifestazione della moderazione, scegliendo alimenti che soddisfino le esigenze nutrizionali senza cedere all'eccesso di complessità.

La pratica stoica della moderazione nell'alimentazione va oltre la semplice scelta degli alimenti. Comprende anche l'attenzione al momento presente durante i pasti, coltivando una consapevolezza piena dell'atto di mangiare. Ogni boccone è un'opportunità per apprezzare la consistenza, il gusto e la gratitudine per il cibo che sostiene il corpo. Questo approccio consapevole nutre corpo e anima, fornendo un legame più profondo tra corpo e mente.

La moderazione nell'alimentazione stoica si riflette anche nella scelta di alimenti in sintonia con la natura e la semplicità. Ingredienti freschi e naturali, preparati in modo semplice, diventano i pilastri di una dieta che risuona con i valori stoici. Evitando gli eccessi del cibo trasformato e artificiale, gli stoici cercano una connessione più autentica con ciò che la natura offre, promuovendo la moderazione come un'estensione del rispetto per il mondo intorno a loro.

Nel contesto stoico, la moderazione nell'alimentazione va oltre essere una pratica individuale, diventando una considerazione etica. La consapevolezza delle scelte alimentari si estende alla comprensione degli impatti ambientali e sociali di tali scelte. Valorizzando la moderazione, gli stoici cercano di ottenere un'armonia interna e con il mondo intorno a loro, contribuendo a un equilibrio più ampio.

Il principio stoico della moderazione nell'alimentazione, quindi, trascende i limiti della tavola, permeando la vita quotidiana con un approccio consapevole ed equilibrato. Scegliendo alimenti che riflettono la moderazione, gli stoici nutrono i loro corpi e coltivano una mentalità che favorisce la chiarezza, il discernimento e l'armonia interiore. In questo delicato equilibrio, la moderazione nell'alimentazione si rivela come un'espressione profonda della filosofia stoica, guidando i praticanti verso una vita piena e virtuosa.

Zuppe e Stufati

La tradizione culinaria delle zuppe e stufati transcende le frontiere culturali, diventando un'espressione universale della cura e della pazienza nella preparazione del cibo. Nel contesto della filosofia stoica, la preparazione di questi piatti acquista un significato più profondo, trasformando la cucina in uno spazio di riflessione e attenzione dedicato ad ogni dettaglio.

La preparazione lenta e attenta di zuppe e stufati, così caratteristica di questa categoria di piatti, riflette il valore stoico della pazienza. L'atto di tagliare, tritare e cucinare ogni ingrediente singolarmente passa da una tecnica culinaria a una pratica che simboleggia l'importanza di abbracciare il tempo necessario per raggiungere la perfezione. In questo processo, gli stoici trovano un'opportunità per coltivare la pazienza come una virtù, superando la fretta moderna che spesso domina la cucina contemporanea.

Ogni ingrediente aggiunto alla pentola di zuppa diventa un atto consapevole, una manifestazione dell'attenzione dedicata a nutrire il corpo insieme alla mente. La pazienza nella preparazione di zuppe e stufati risuona con la filosofia stoica di vivere nel momento presente, riconoscendo che la vera gratificazione spesso deriva dall'esperienza prolungata e contemplativa.

Durante il processo di cottura, i sapori si fondono e si arricchiscono, trasformandosi in una sinfonia di aromi che riempiono la cucina. Questa lenta metamorfosi degli ingredienti rappresenta la saggezza stoica nell'accettare il corso naturale delle cose, permettendo a ogni elemento di contribuire al tutto in modo unico. La pazienza in cucina stoica è un approccio temporale, ma soprattutto una serena accettazione del flusso costante della vita.

Inoltre, la pratica di preparare e consumare zuppe e stufati offre spazio per la gratitudine. Ogni fase del processo, dalla scelta degli ingredienti al momento in cui l'aroma si diffonde per la casa, è un'opportunità per riconoscere e apprezzare la generosità della natura. Gli stoici valorizzano la gratitudine come elemento essenziale della virtù, e la cucina diventa un veicolo per esprimere questo sentimento, specialmente quando si tratta di piatti che richiedono tempo e cura.

Servendo una zuppa o uno stufato preparato con pazienza e attenzione, gli stoici condividono un pasto insieme a un'esperienza che riecheggia i principi fondamentali della loro filosofia. Ogni ciotola diventa un invito a rallentare, gustare il momento e riconoscere l'importanza di ogni ingrediente nel grande schema delle cose. In questo rituale culinario, le zuppe e gli stufati si trasformano in un'espressione tangibile della pazienza, dell'attenzione e della gratitudine che permeano la vita stoica.

Zuppa di Lenticchie con Verdure al Forno

Questa zuppa combina la semplicità delle lenticchie con la tecnica di arrostire lentamente le verdure. La preparazione attenta delle verdure sottolinea la pazienza, mentre la combinazione nutritiva di lenticchie e verdure rappresenta la moderazione e l'attenzione agli ingredienti di base.

Ingredienti:

- 1 tazza di lenticchie secche (scegliete e lavate)

- 1 cipolla media, tritata

- 2 spicchi d'aglio, tritati

- 2 carote, pelate e tagliate a rondelle

- 2 patate medie, pelate e tagliate a cubetti

- 1 zucchina media, tagliata a cubetti

- 1 peperone rosso, tagliato a strisce

- 3 pomodori maturi, tagliati a dadini

- 4 cucchiai di olio d'oliva

- 1 cucchiaino di cumino in polvere

- 1 cucchiaino di paprika dolce

- 1 cucchiaino di curcuma in polvere

- Sale e pepe q.b.

- 6 tazze di brodo vegetale

- Acqua, se necessario

• Prezzemolo fresco tritato per guarnire

Istruzioni:

1. Preriscaldate il forno a 200°C.

2. In una teglia da forno, mescolate le carote, le patate, la zucchina e il peperone rosso. Irrigare le verdure con 2 cucchiai di olio d'oliva, condire con sale e pepe q.b., e cuocere in forno per circa 20-25 minuti, o finché le verdure non siano dorate e morbide.

3. Mentre le verdure cuociono, in una pentola grande, scaldare i restanti 2 cucchiai di olio d'oliva. Aggiungere la cipolla e l'aglio, rosolare fino a doratura e profumo.

4. Aggiungere i pomodori tagliati alla pentola e cuocere per alcuni minuti fino a che comincino a sfaldarsi.

5. Aggiungere le lenticchie lavate alla pentola, seguite dal cumino in polvere, la paprika dolce e la curcuma. Mescolare bene per combinare i sapori.

6. Versare il brodo vegetale nella pentola. Portare la zuppa ad ebollizione e poi ridurre il fuoco a medio-basso, coprire parzialmente la pentola e lasciare cuocere per circa 25-30 minuti, o fino a quando le lenticchie siano cotte.

7. Quando le verdure arrostite sono pronte, aggiungerle alla zuppa e mescolare delicatamente.

8. Se necessario, regolare la consistenza della zuppa aggiungendo acqua. Verificare il condimento e aggiustare di sale e pepe a piacere.

9. Servire la zuppa calda, cosparsa di prezzemolo fresco tritato.

Questa deliziosa zuppa di lenticchie con verdure al forno è un'opzione nutritiva e confortante per le giornate più fredde.

Informazioni Nutrizionali

• Questa zuppa è un'opzione vegana e ricca di nutrienti essenziali.

• Le lenticchie forniscono proteine vegetali, fibre e una varietà di vitamine e minerali.

• Le verdure arrostite aggiungono una varietà di nutrienti, tra cui vitamine A e C, potassio e antiossidanti.

• L'olio d'oliva fornisce grassi sani, essenziali per l'assorbimento di certi nutrienti.

• L'aglio contribuisce con proprietà benefiche per la salute.

• Le spezie, come cumino, paprika dolce e curcuma, aggiungono sapore e benefici per la salute, come proprietà anti-infiammatorie e antiossidanti.

Nota:

• Assicurarsi di adattare le porzioni secondo le proprie esigenze individuali.

• Questa zuppa è una scelta eccellente per un pasto vegano equilibrato e nutriente, ideale per chi cerca una dieta ricca di verdure e ingredienti sani.

Brodo di Pollo con Erbe Fresche

Un brodo di pollo fatto in casa, cotto lentamente per estrarre tutti i sapori delle erbe fresche. Questa ricetta mette in evidenza la pazienza nella preparazione di un elemento fondamentale della cucina, mentre la scelta delle erbe fresche aggiunge un tocco di semplicità e freschezza.

Ingredienti:

• 1 pollo intero (circa 1,5 kg), tagliato a pezzi

• 2 carote, pelate e tagliate a rondelle

• 2 gambi di sedano, tagliati a pezzi

• 1 cipolla grande, sbucciata e tagliata a metà

• 3 spicchi d'aglio, schiacciati

• 1 mazzetto di prezzemolo fresco

• 2 foglie di alloro

• 1 cucchiaino di grani di pepe nero

• Sale q.b.

• Acqua a sufficienza per coprire gli ingredienti (circa 4 litri)

• Erbe fresche a piacere (prezzemolo, erba cipollina, timo, rosmarino), tritate

Istruzioni:

1. In una pentola grande, mettere i pezzi di pollo e coprire con acqua fredda. Portare la pentola a fuoco medio-alto e far bollire. Quando inizia a bollire, abbassare il fuoco a medio e togliere la schiuma che si forma in superficie.
2. Aggiungere carote, sedano, cipolla, aglio, prezzemolo, alloro, grani di pepe e un pizzico di sale alla pentola. Assicurarsi che gli ingredienti siano completamente immersi nell'acqua.
3. Cuocere il brodo a fuoco basso per circa 1,5-2 ore, mescolando occasionalmente e rimuovendo eventuali impurità che si accumulano in superficie.
4. Dopo il tempo di cottura, rimuovere i solidi dalla pentola, separando il brodo dai pezzi di pollo e verdure. Eliminare i solidi o conservare il pollo per usarlo in altre ricette.
5. Regolare il sale del brodo se necessario. Se si desidera, filtrare il brodo attraverso un colino o una garza per ottenere un liquido più chiaro.
6. Prima di servire, aggiungere le erbe fresche tritate al brodo. Le erbe daranno un aroma fresco e un delizioso sapore al brodo.
7. Servire il brodo caldo in ciotole, assicurandosi che ogni porzione contenga un po' di erbe fresche.

Questo brodo di pollo con erbe fresche è confortante, nutriente e versatile. Può essere consumato come una zuppa leggera o usato come base in diverse ricette.

Informazioni Nutrizionali:

• Questo brodo di pollo è una eccellente fonte di proteine magre, collagene e nutrienti provenienti dalle verdure.

• Il brodo è povero di calorie, diventando un'opzione leggera e salutare.

• Le carote contribuiscono con betacarotene, vitamina A e fibre.

• Il sedano aggiunge fibre, vitamine K e C, oltre ad essere una eccellente fonte d'acqua.

• L'aglio è noto per le sue proprietà anti-infiammatorie e antiossidanti.

• Le erbe fresche, come prezzemolo, erba cipollina, timo e rosmarino, aggiungono sapore e forniscono vitamine e minerali.

Nota:

• Per una versione vegana di questo brodo, sostituire il pollo con verdure aggiuntive, come funghi, patate e zucchine. Utilizzare un brodo vegetale al posto del brodo di pollo.

Suggerimenti:

• Conservare il brodo in contenitori ermetici in frigorifero per 3-4 giorni o congelare per un utilizzo futuro.

• Questo brodo può essere la base per diverse ricette, come zuppe, risotti, brasati e salse.

Allergie e Restrizioni Alimentari:

• Questo brodo contiene carne di pollo, rendendolo inadatto per diete vegetariane e vegane.

Suggerimenti per il Servizio:

• Servire il brodo con pezzi di pollo sfilacciato, se si preferisce una versione più sostanziale.

• Accompagnare con pane integrale o crostini per un pasto confortante.

Nota: Ricordate che le informazioni nutrizionali sono stime e possono variare in base agli ingredienti specifici utilizzati e alle porzioni individuali. Consultate un professionista della salute o un nutrizionista per informazioni personalizzate.

Zuppa di Zucca al Cocco

La delicata combinazione di zucca e cocco è un esempio di pazienza nella fusione dei sapori. La cura nella preparazione della zucca, insieme alla dolcezza naturale del cocco, porta a una zuppa confortante che incarna la moderazione e l'apprezzamento degli ingredienti.

Ingredienti:

• 1 zucca media (circa 1,5 kg), sbucciata e tagliata a cubetti

• 1 cipolla media, tritata

• 2 spicchi d'aglio, tritati

• 1 cucchiaio di olio di cocco

• 1 lattina (circa 400 ml) di latte di cocco

• 4 tazze di brodo vegetale (o acqua)

• 1 cucchiaino di zenzero fresco grattugiato

• 1 cucchiaino di curry in polvere

• 1/2 cucchiaino di peperoncino (opzionale, per un tocco piccante)

• Sale e pepe q.b.

• Coriandolo fresco o erba cipollina tritata per decorare

Istruzioni:

1. In una pentola grande, scalda l'olio di cocco a fuoco medio. Aggiungi la cipolla e l'aglio, soffriggendo finché non diventano morbidi e traslucidi.

2. Aggiungi i cubetti di zucca alla pentola, mescolando per combinare con la cipolla e l'aglio. Cuoci per circa 5 minuti.

3. Aggiungi lo zenzero grattugiato e il curry in polvere alla miscela di zucca. Mescola bene per incorporare i sapori.

4. Versa il brodo vegetale (o l'acqua) nella pentola, sufficiente a coprire gli ingredienti. Porta a ebollizione e poi riduci il fuoco a medio-basso, coprendo parzialmente la pentola. Cuoci finché la zucca non sia morbida, circa 20-25 minuti.

5. Usa un frullatore ad immersione per frullare la zuppa fino a renderla omogenea. Se non hai un frullatore ad immersione, trasferisci la zuppa in un frullatore tradizionale a porzioni e frulla fino a ottenere una consistenza cremosa. Attenzione quando si lavora con liquidi caldi.

6. Rimetti la zuppa sulla pentola a fuoco basso. Aggiungi il latte di cocco, mescolando bene per combinare. Aggiusta di sale, pepe e peperoncino se lo stai usando.

7. Lascia che la zuppa si scaldi per altri minuti, assicurandoti che tutti i sapori siano ben incorporati.

8. Servi la zuppa calda, decorata con coriandolo fresco o erba cipollina.

Questa zuppa di zucca al cocco è una deliziosa e confortante opzione, che unisce la morbidezza della zucca alla cremosità del latte di cocco e agli aromi esotici dello zenzero e del curry. Goditi questa ricetta nutriente e piena di sapore!

Informazioni Nutrizionali:

• Questa zuppa è ricca di fibre, vitamine e minerali, specialmente grazie alla presenza della zucca.

• Il latte di cocco aggiunge una consistenza cremosa e offre grassi sani.

• Lo zenzero è noto per le sue proprietà anti-infiammatorie e digestive.

• La cipolla e l'aglio contribuiscono con antiossidanti e benefici per la salute.

• Il curry in polvere contiene spezie che possono avere proprietà antiossidanti e anti-infiammatorie.

Veganismo:

• Questa zuppa è adatta a una dieta vegana, in quanto non contiene ingredienti di origine animale.

Note:

• Assicurati di scegliere un latte di cocco che sia vegano, poiché alcune marche potrebbero aggiungere ingredienti non vegani.

• Il peperoncino è opzionale e può essere regolato in base alle preferenze di piccantezza.

Suggerimenti:

• Servi la zuppa con un filo aggiuntivo di latte di cocco o una spolverata di coriandolo fresco per esaltare i sapori.

• Accompagna con pane integrale o crostini per un pasto più sostanziale.

Allergie e Restrizioni Alimentari:

• Controlla le etichette dei prodotti per assicurarti che non ci siano allergeni nascosti, specialmente se ci sono restrizioni alimentari.

Conservazione:

• Questa zuppa può essere conservata in frigorifero per 3-4 giorni. Riscalda a fuoco basso prima di servire.

• Può essere congelata in porzioni singole per il consumo futuro.

Ricorda che le informazioni nutrizionali sono stime e possono variare in base agli ingredienti specifici utilizzati e alle porzioni individuali. Consulta un professionista della salute o un nutrizionista per informazioni personalizzate.

Minestrone di Cereali Integrali

Questa zuppa integra una varietà di cereali, come l'orzo e la quinoa, evidenziando la moderazione nella scelta di ingredienti nutrienti. La lenta preparazione consente ai cereali di assorbire i sapori del brodo, creando un pasto sostanzioso che riflette l'attenzione dedicata ad ogni elemento.

Ingredienti:

• 1 tazza di quinoa (o orzo, riso integrale, o un altro cereale integrale a tua scelta) • 2 cucchiai di olio d'oliva

• 1 cipolla media, tritata

• 2 carote, tagliate a rondelle

• 2 gambi di sedano, tagliati a pezzi

• 3 spicchi d'aglio, tritati

• 1 zucchina media, tagliata a cubetti

• 1 patata media, tagliata a cubetti

• 1 lattina (circa 400g) di pomodori pelati, tritati

• 4 tazze di brodo vegetale

• 1 cucchiaino di origano secco

• 1 cucchiaino di timo secco

• 1 foglia di alloro

• Sale e pepe q.b.

• 1 lattina (circa 400g) di fagioli cannellini, scolati e lavati

• 2 tazze di spinaci freschi, tritati

• Parmigiano grattugiato (opzionale, per servire)

• Basilico fresco, per decorare

Istruzioni:

1. Cuoci la quinoa seguendo le istruzioni sulla confezione. Metti da parte.

2. In una pentola grande, scalda l'olio d'oliva a fuoco medio. Aggiungi cipolla, carote, sedano e aglio. Soffriggi per circa 5 minuti, o finché le verdure non diventino morbide.

3. Aggiungi zucchina, patata, pomodori pelati (con il succo), brodo vegetale, origano, timo, foglia di alloro, sale e pepe alla pentola. Porta a ebollizione e poi abbassa il fuoco. Cuoci per circa 15-20 minuti, o finché le verdure non siano morbide.

4. Aggiungi i fagioli cannellini scolati e gli spinaci tritati alla zuppa. Cuoci per altri 5 minuti, o finché gli spinaci non si siano appassiti.

5. Mescola la quinoa cotta nella zuppa. Assaggia e regola i condimenti se necessario.

6. Rimuovi la foglia di alloro e scarta.

7. Servi il minestrone caldo, decorato con basilico fresco e, se desiderato, parmigiano grattugiato sopra.

Questo Minestrone di Cereali Integrali è un pasto sano, ricco di sapori e consistenze. Inoltre, è un ottimo modo per incorporare cereali integrali e una varietà di verdure nella tua dieta. Goditi!

Informazioni Nutrizionali:

• Questo Minestrone è una eccellente fonte di fibre, proteine, vitamine e minerali, grazie ai cereali integrali, alle verdure e ai fagioli cannellini.

• La quinoa, se scelta come cereale integrale, è una proteina completa, contenente tutti gli aminoacidi essenziali.

• Gli spinaci aggiungono ferro, calcio e altre vitamine essenziali.

Veganismo:

• Questa ricetta è vegana, poiché non contiene ingredienti di origine animale. Assicurati che il brodo vegetale e tutti gli ingredienti utilizzati siano vegani.

Note:

• Se preferisci, puoi variare i cereali integrali, utilizzando orzo, riso integrale o pasta integrale.

• Assicurati di scegliere pomodori pelati in lattina senza l'aggiunta di ingredienti non vegani.

Consigli:

• Servi il Minestrone con fette di pane integrale o crostini per un pasto più sostanzioso.

• Conserva gli avanzi in contenitori ermetici in frigorifero per 3-4 giorni o congela per un uso successivo.

Allergie e Restrizioni Alimentari:

• Controlla sempre le etichette dei prodotti per assicurarti che non ci siano allergeni nascosti, specialmente se ci sono restrizioni alimentari.

Suggerimento di Variazione:

• Aggiungi altre verdure a tua scelta, come cavolo, zucca o piselli, per variare ulteriormente il sapore e i nutrienti.

Zuppa di Pomodoro Arrosto con Basilico

I pomodori arrostiti lentamente e combinati con basilico fresco risultano in una zuppa che celebra la pazienza in cucina. Il processo di arrosto intensifica i sapori, mentre la semplicità degli ingredienti si allinea ai valori stoici di moderazione e apprezzamento del naturale.

Ingredienti:

- 1,5 kg di pomodori maturi, tagliati a metà

- 6 spicchi d'aglio, sbucciati

- 1 cipolla media, tagliata a pezzi grandi

- 2 cucchiai di olio d'oliva

- Sale e pepe q.b.

- 1 cucchiaino di zucchero (opzionale, per bilanciare l'acidità dei pomodori)

- 4 tazze di brodo vegetale

- 1/2 tazza di foglie di basilico fresco, più alcune per decorare

- 1/2 tazza di panna vegetale (opzionale, per finire)

- Crostini di pane (opzionale, per servire)

Istruzioni:

1. Preriscalda il forno a 200°C.

2. In una teglia da forno, metti i pomodori tagliati a metà, l'aglio e la cipolla. Condisci

con olio d'oliva, sale e pepe a piacere e aggiungi lo zucchero, se usato.

3. Cuoci in forno per 30-40 minuti, o finché i pomodori siano caramellati e le verdure morbide.

4. Togli la teglia dal forno e trasferisci i pomodori arrostiti, l'aglio e la cipolla in un frullatore o robot da cucina. Aggiungi il brodo vegetale e le foglie di basilico. Frulla fino ad ottenere una purea omogenea.

5. Versa il composto in una pentola e riscalda a fuoco medio. Se desideri una consistenza più liquida, aggiungi più brodo vegetale.

6. Assaggia la zuppa e aggiusta di sale e pepe se necessario. Se è troppo acida, aggiungi altro zucchero, se necessario.

7. Servi la zuppa calda, decorata con foglie fresche di basilico. Aggiungi un cucchiaino di panna vegetale in cima, se desideri, e accompagna con crostini di pane.

Questa Zuppa di Pomodoro Arrosto con Basilico è una deliziosa e confortante opzione. I pomodori arrostiti conferiscono un sapore deciso, mentre il basilico aggiunge una nota fresca. Servila come antipasto o come piatto principale accompagnato da pane fresco.

Informazioni Nutrizionali:

• Questa zuppa è ricca di licopene, un antiossidante presente nei pomodori che può aiutare a promuovere la salute cardiovascolare.

• Il basilico è una eccellente fonte di vitamina K, vitamina A e possiede proprietà anti-infiammatorie.

• L'aglio aggiunge sapore e apporta benefici al sistema immunitario e cardiovascolare.

Veganismo:

• Questa ricetta è completamente vegana, in quanto utilizza ingredienti di origine vegetale. Assicurati di scegliere una panna vegetale, o omettila se preferisci una versione senza latticini.

Note:

• Assicurati che lo zucchero utilizzato sia vegano, poiché alcuni prodotti possono subire processi che coinvolgono ingredienti di origine animale.

Consigli:

• Per una versione ancora più cremosa, aggiungi patate cotte o patate dolci alla purea di pomodoro prima di riscaldare.

• La zuppa può essere preparata in anticipo e conservata in frigorifero per 3-4 giorni.

Suggerimenti di Variazione:

• Prova ad aggiungere peperoni arrostiti per un tocco di sapore affumicato.

• Sostituisci la panna vegetale con yogurt di cocco per un'opzione diversa e altrettanto deliziosa.

Allergie e Restrizioni Alimentari:

• Controlla sempre le etichette dei prodotti per assicurarti che non ci siano allergeni nascosti, specialmente se ci sono restrizioni alimentari.

Capitolo 2

Accettazione

L'essenza della filosofia stoica risiede nell'arte dell'accettazione, un principio che trascende la sfera mentale e permea tutti gli aspetti della vita, comprese le scelte alimentari e la cura del corpo. L'accettazione stoica è un approccio attivo che riconosce e lavora con le circostanze inherent all'esistenza umana.

Accettare ciò che non può essere cambiato è un insegnamento profondo degli stoici e si estende anche alle limitazioni fisiche del corpo. Ogni individuo possiede caratteristiche uniche, dalle predisposizioni genetiche alle specifiche limitazioni fisiche. All'interno di questa comprensione, gli stoici difendono l'accettazione e il rispetto per il proprio essere, riconoscendo che il viaggio verso la virtù inizia con l'onestà nell'accettazione di chi siamo.

Scegliendo cibi sani e prendendosi cura del corpo, gli stoici praticano l'accettazione come principio filosofico e come espressione tangibile di amore per sé stessi e rispetto per il corpo che abitano. Optare per una dieta equilibrata e nutritiva è un atto consapevole che onora l'integrità fisica, riconoscendo che il corpo è un veicolo essenziale nella ricerca della virtù stoica.

L'accettazione stoica nell'alimentazione si manifesta anche nella scelta di cibi che si allineano alle necessità individuali del corpo, rispettando le intolleranze alimentari e le preferenze personali. Piuttosto che resistere alle limitazioni, gli stoici abbracciano queste peculiarità, trasformando l'alimentazione in un'opportunità per praticare l'accettazione e quindi nutrire il corpo e anche la pace interiore.

La pratica dell'accettazione stoica nell'alimentazione va oltre le singole scelte e incorpora la consapevolezza del momento presente. Gustare ogni boccone con gratitudine e presenza è un modo per accettare il piacere momentaneo del pasto, riconoscendo la transitorietà di questi momenti e l'effimera sensazione gustativa.

L'accettazione stoica nell'alimentazione si estende anche ai cicli naturali del corpo, riconoscendo la necessità di riposo e recupero. La scelta di cibi che promuovono vitalità e benessere è un'espressione di rispetto per le esigenze fisiche e psicologiche del corpo, integrando l'accettazione come filosofia e stile di vita.

Praticando l'accettazione nell'alimentazione, gli stoici abbracciano le limitazioni del corpo e si liberano dall'ansia legata a ideali irraggiungibili. L'accettazione è uno strumento potente per coltivare una relazione sana con il cibo, evitando estremi e valorizzando la nutrizione come un atto di cura verso se stessi.

In questo viaggio stoico, l'accettazione nell'alimentazione è un cammino verso la pace interiore e l'autenticità. Abbracciando le limitazioni e prendendosi cura del corpo con rispetto, gli stoici trovano un modo per nutrire la forma fisica e anche l'anima, creando una solida base per una vita di virtù e armonia.

Cereali Integrali

L'inclusione dei cereali integrali nella dieta è una pratica alimentare che riflette i principi stoici di moderazione, semplicità e apprezzamento per gli elementi basilari della vita. Cereali come quinoa, bulgur e riso integrale, oltre ad essere fonti nutritive, diventano veicoli per esprimere i valori fondamentali della filosofia stoica.

La scelta dei cereali integrali sottolinea la moderazione, poiché questi alimenti sono ricchi di fibre e nutrienti essenziali, fornendo una fonte sostenibile di energia nel tempo. Gli stoici riconoscono l'importanza di nutrire il corpo in modo equilibrato, evitando eccessi che potrebbero disturbare l'armonia fisica e mentale. Pertanto, l'inclusione consapevole dei cereali integrali nella dieta riflette una scelta deliberata di moderazione e auto-cura.

Anche la semplicità è un altro principio valorizzato dagli stoici, e i cereali integrali incarnano questa idea in modo notevole. La quinoa, con la sua consistenza delicata, il bulgur, con il suo sapore terroso, e il riso integrale, con la sua consistenza confortante, sono tutti esempi di alimenti semplici che possono essere preparati in modi diversi. La semplicità nella scelta degli alimenti semplifica la cucina e sottolinea la gratitudine per gli ingredienti naturali e basilari.

I cereali integrali, per la loro natura non elaborata, si collegano all'apprezzamento per la semplicità della vita. Optando per alimenti che sono minimamente raffinati e vicini alla loro forma naturale, gli stoici coltivano un legame più autentico con la natura e apprezzano la purezza degli alimenti. Questa scelta deliberata di semplicità nell'alimentazione rappresenta la ricerca consapevole di una vita meno complicata.

Inoltre, l'inclusione dei cereali integrali riflette il rispetto per i cicli naturali della terra. Gli stoici, scegliendo alimenti che sono raccolti e preparati più vicino alla loro origine, riconoscono l'importanza di un rapporto equilibrato con l'ambiente. Questo rispetto per la natura si allinea con l'idea stoica di vivere in armonia con il pianeta, riconoscendo l'interconnessione di tutte le cose.

La diversità delle preparazioni possibili con i cereali integrali sottolinea anche la versatilità di questi alimenti, incoraggiando un approccio equilibrato all'alimentazione. Sia nelle insalate, nei pilaf, o come contorno, i cereali integrali offrono opzioni variegate che soddisfano le preferenze individuali, promuovendo un'alimentazione adattabile e flessibile.

In definitiva, l'inclusione dei cereali integrali nella dieta stoica è una pratica che va oltre il tavolo da pranzo. Rappresenta un impegno verso la moderazione, la semplicità, la cura della salute e l'apprezzamento, guidando gli stoici verso una relazione più consapevole con il cibo, con il corpo e con il mondo intorno a loro. Optando per i cereali integrali, gli stoici trovano un modo tangibile per nutrire il corpo e i valori che formano la base della loro filosofia di vita.

Insalata di Quinoa con Verdure al Forno

Ingredienti:

Per l'Insalata:

* 1 tazza di quinoa, lavata

* 2 tazze d'acqua

* 1 zucchina media, tagliata a cubetti

* 1 melanzana media, tagliata a cubetti

* 1 peperone rosso, tagliato a strisce

* 1 carota, sbucciata e tagliata a rondelle

* 1 cipolla rossa, tagliata a fette sottili

* 2 cucchiai di olio d'oliva

* Sale e pepe q.b.

Per la Salsa:

* 3 cucchiai di olio d'oliva

* 2 cucchiai di succo di limone

* 1 spicchio d'aglio, tritato

* 1 cucchiaino di miele o sciroppo d'acero (opzionale, per la versione vegana)

* Sale e pepe q.b.

Ingredienti Aggiuntivi:

* 1/2 tazza di pomodorini ciliegia, tagliati a metà

• 1/4 di tazza di foglie di basilico fresco

• 1/4 di tazza di formaggio feta sbriciolato (opzionale, per la versione non vegana)

• Semi di girasole tostati (opzionale)

Istruzioni:

1. Preriscalda il forno a 200°C.

2. In una pentola, unisci la quinoa lavata con 2 tazze d'acqua. Porta ad ebollizione, riduci il fuoco, copri e cuoci per 15-20 minuti, o fino a quando la quinoa sia cotta e l'acqua sia stata assorbita. Lascia raffreddare.

3. Mentre la quinoa cuoce, distribuisci le verdure (zucchina, melanzana, peperone, carota e cipolla) su una teglia. Condisci con olio d'oliva, sale e pepe a piacere e cuoci in forno per 25-30 minuti, o finché le verdure non siano dorate e morbide.

4. Per la salsa, mescola l'olio d'oliva, il succo di limone, l'aglio, il miele o lo sciroppo d'acero (se stai usando), sale e pepe in una piccola ciotola.

5. In una ciotola grande, unisci la quinoa cotta, le verdure arrostite, i pomodorini ciliegia, le foglie di basilico e il formaggio feta (se stai usando).

6. Condisci l'insalata con la salsa e mescola bene per amalgamare tutti i sapori.

7. Servi l'insalata a temperatura ambiente o refrigerata. Se desideri, spolvera i semi di girasole tostati sopra prima di servire.

Questa Insalata di Quinoa con Verdure al Forno è un'opzione sana, nutriente e piena di sapori vibranti. Perfetta come piatto principale o contorno in ogni stagione dell'anno!

Informazioni Nutrizionali:

• La quinoa è un'eccellente fonte di proteine complete, fornendo tutti gli amminoacidi essenziali.

• Le verdure come zucchine, melanzane, peperoni e carote sono ricche di fibre, vitamine e minerali.

• L'olio d'oliva è un grasso sano che offre benefici per la salute del cuore.

• I semi di girasole aggiungono testura e forniscono grassi sani e vitamina E.

• I pomodorini ciliegia sono ricchi di licopene, un antiossidante con proprietà anti-infiammatorie.

Veganismo:

• Questa ricetta è naturalmente vegana, non contenendo ingredienti di origine animale. Assicurati che il miele sia sostituito con sciroppo d'acero o un altro dolcificante vegano, se segui una dieta strettamente vegana.

Benefici per la Salute:

• Ricca di fibre: La combinazione di quinoa e verdure offre una buona quantità di fibre, essenziali per la salute digestiva.

• Proteine complete: La quinoa è un'ottima fonte di proteine vegetali complete, contribuendo alla manutenzione e riparazione dei tessuti corporei.

• Antiossidanti: Le verdure colorate e l'olio d'oliva sono ricchi di antiossidanti, che aiutano a combattere lo stress ossidativo e promuovono la salute cellulare.

• Nutrienti essenziali: La varietà di verdure contribuisce a un'assunzione bilanciata di vitamine e minerali essenziali.

Suggerimenti Aggiuntivi:

• Per aumentare le proteine, aggiungi legumi come ceci o fagioli all'insalata.

• Mantieni la buccia delle verdure sempre che possibile per ottenere un ulteriore apporto di fibre e nutrienti.

Variazioni:

• Aggiungi avocado per una dose extra di grassi sani e cremosità. • Prova altri formaggi vegani, come formaggio di mandorle o formaggio vegano di anacardi, invece del formaggio feta.

Allergie e Restrizioni Alimentari:

• Assicurati che gli ingredienti utilizzati siano sicuri per qualsiasi allergia o restrizione alimentare specifica.

Tabule di Bulgur

Ingredienti:

• 1 tazza di bulgur

• 1 e 1/2 tazze di acqua bollente

• Succo di 3 limoni medi

• 1/4 di tazza di olio d'oliva extra vergine

• 2 pomodori medi, senza semi, tagliati a cubetti piccoli

• 1 cetriolo medio, senza semi, tagliato a cubetti piccoli

• 1/2 tazza di cipolla rossa, finemente tritata

• 1 tazza di prezzemolo fresco, tritato

• 1/2 tazza di menta fresca, tritata

• Sale e pepe q.b.

• Foglie di lattuga o cavolo rosso per servire (opzionale)

Istruzioni:

1. In una grande ciotola, mettere il bulgur. Versare l'acqua bollente sul bulgur, coprire con un panno pulito e lasciare riposare per circa 20 minuti, o fino a quando il bulgur avrà assorbito tutta l'acqua e sarà morbido.

2. Mentre il bulgur si idrata, preparare le verdure. Tagliare a cubetti i pomodori, il

cetriolo, la cipolla rossa, il prezzemolo e la menta.

3. In una piccola ciotola, preparare la salsa mescolando il succo di limone, l'olio d'oliva, sale e pepe.

4. Dopo il tempo di riposo, sgranare il bulgur con una forchetta per assicurarsi che sia sciolto e ben incorporato.

5. Aggiungere le verdure tagliate al bulgur.

6. Versare la salsa sulla miscela di bulgur e verdure. Mescolare bene per assicurarsi che tutti gli ingredienti siano rivestiti con la salsa.

7. Assaggiare e regolare il condimento se necessario.

8. Lasciare riposare l'insalata di tabule in frigorifero per almeno 30 minuti prima di servire, per permettere ai sapori di mescolarsi.

9. Servire su foglie di lattuga o cavolo rosso, se desiderato, e gustare!

Suggerimenti Aggiuntivi:

• Se preferisci una consistenza più croccante, puoi aggiungere cetrioli e pomodori più fermi.

• Aggiungi un tocco piccante con un pizzico di peperoncino di Cayenna o fiocchi di peperoncino rosso.

Informazioni Aggiuntive: Veganismo:

• Questa ricetta è naturalmente vegana, contenente solo ingredienti di origine vegetale.

Informazioni Nutrizionali:

• Il bulgur è una eccellente fonte di fibre, vitamine e minerali.

• Le verdure forniscono una varietà di nutrienti, tra cui vitamine A e C, potassio e fibre.

• L'olio d'oliva offre grassi sani, benefici per la salute cardiovascolare.

• Questa insalata è leggera, fresca e adatta a chi cerca un'opzione nutriente.

Allergie e Restrizioni Alimentari:

• Assicurarsi che tutti gli ingredienti siano sicuri per qualsiasi allergia o restrizione alimentare specifica.

Riso Integrale con Verdure alla Griglia

Ingredienti:

- 1 tazza di riso integrale

- 2 tazze di acqua

- 1 zucchina media, tagliata a fette sottili

- 1 melanzana media, tagliata a fette sottili

- 1 peperone rosso, tagliato a strisce

- 1 carota grande, tagliata a strisce sottili

- 1 cipolla media, tagliata a fette

- 3 cucchiai di olio d'oliva

- 2 spicchi d'aglio, tritati

- Sale e pepe q.b.

- Succo di 1 limone

- Foglie di basilico fresco per decorare (opzionale)

Istruzioni:

1. Sciacquare il riso integrale sotto acqua corrente. In una pentola, unire il riso con 2 tazze d'acqua. Portare ad ebollizione, ridurre il fuoco, coprire e cuocere per 40-45 minuti, o fino a quando il riso sia morbido e l'acqua sia stata assorbita. Lasciar riposare per 5 minuti prima di sgranare i chicchi con una forchetta.

2. Mentre il riso cuoce, preriscaldare una griglia o un barbecue.

3. In una ciotola, mescolare le fette di zucchina, melanzana, strisce di peperone, carota e fette di cipolla. Condire con olio d'oliva, aggiungere l'aglio tritato, sale e pepe q.b. Mescolare bene per assicurarsi che le verdure siano uniformemente ricoperte.

4. Grigliare le verdure per 5-7 minuti da ogni lato, o fino a quando saranno dorate e cotte.

5. In una grande ciotola, mescolare le verdure grigliate con il riso integrale cotto.

6. Condire con succo di limone e aggiustare sale e pepe se necessario. Mescolare bene per incorporare i sapori.

7. Decorare con foglie di basilico fresco, se desiderato.

8. Servire caldo come piatto principale o contorno.

Suggerimenti Aggiuntivi:

• Prova ad aggiungere altre erbe fresche, come prezzemolo o coriandolo, per variare il sapore.

• Aggiungi mandorle o noci tostate sopra per un tocco croccante.

Informazioni Aggiuntive: Veganismo:

• Questa ricetta è vegana, non contiene ingredienti di origine animale.

Informazioni Nutrizionali:

• Il riso integrale è una eccellente fonte di fibre, vitamine e minerali. • Le verdure forniscono una varietà di nutrienti, tra cui vitamine A e C, potassio e fibre.

• L'olio d'oliva offre grassi sani, benefici per la salute cardiovascolare.

Allergie e Restrizioni Alimentari:

• Assicurarsi che tutti gli ingredienti siano sicuri per qualsiasi allergia o restrizione alimentare specifica.

Orzo con Funghi e Spinaci

Ingredienti:

• 1 tazza di orzo

• 3 tazze di brodo vegetale

• 2 cucchiai di olio d'oliva

• 1 cipolla media, tritata

• 2 spicchi d'aglio, tritati

• 200g di funghi, affettati (usa una varietà di funghi, se possibile)

• 4 tazze di spinaci freschi, lavati e tritati

• Sale e pepe q.b.

• Succo di 1 limone

• Semi di zucca tostati per decorare (opzionale)

Istruzioni:

1. In una pentola, porta a ebollizione l'orzo e il brodo vegetale. Riduci il fuoco, copri e cuoci per 40-45 minuti, o fino a quando l'orzo sia morbido e il liquido sia stato assorbito. Lascia riposare per 5 minuti e quindi sgranare i chicchi con una forchetta.

2. Mentre l'orzo cuoce, scalda l'olio d'oliva in una padella grande a fuoco medio. Aggiungi la cipolla e l'aglio, rosolando finché non siano morbidi e dorati.

3. Aggiungi i funghi affettati alla padella e cuoci finché non siano dorati e rilascino i loro succhi.

4. Aggiungi gli spinaci alla padella e cuoci finché non si appassiscano.

5. Regola di sale, pepe e succo di limone. Mescola bene per combinare i sapori.

6. Unisci l'orzo cotto al misto di funghi e spinaci nella padella. Aggiusta di sale e pepe se necessario.

7. Servi caldo, decorato con semi di zucca tostati, se desiderato.

Informazioni Aggiuntive: Veganismo:

• Questa ricetta è vegana, poiché non contiene ingredienti di origine animale.

Informazioni Nutrizionali:

• L'orzo è ricco di fibre, vitamine del complesso B e minerali come ferro e manganese.

• I funghi forniscono proteine, vitamine B e antiossidanti.

• Gli spinaci sono un'eccellente fonte di ferro, vitamina K e fibre.

• L'olio d'oliva aggiunge grassi sani, benefici per il cuore.

Benefici per la Salute:

• Ricco di fibre, contribuisce alla salute digestiva.

• Fonte di proteine vegetali, essenziali per la costruzione e la riparazione dei tessuti.

• Contiene antiossidanti che aiutano a combattere lo stress ossidativo nel corpo.

• Le vitamine e i minerali presenti contribuiscono a diverse funzioni corporee, inclusa la salute ossea e la funzione cognitiva.

Allergie e Restrizioni Alimentari:

• Assicurarsi che tutti gli ingredienti siano sicuri per qualsiasi allergia o restrizione alimentare specifica.

Ciotola di Cereali Integrali con Avocado e Uovo in Camicia

Ingredienti:

- 1 tazza di quinoa o riso integrale, cotto

- 1 avocado maturo, affettato

- 2 uova • 1 tazza di broccoli, cotti al vapore

- 1 carota media, grattugiata

- Semi di sesamo (opzionale, per decorare)

- Salsa di tahini (opzionale, per condire)

- Sale e pepe q.b.

Istruzioni:

1. Cucina la quinoa o il riso integrale seguendo le istruzioni sulla confezione. Metti da parte.

2. Mentre i cereali integrali stanno cuocendo, prepara le uova in camicia. Per fare ciò, porta una pentola d'acqua a ebollizione. Aggiungi un pizzico di sale e un po' di aceto bianco all'acqua. Abbassa la fiamma in modo che l'acqua sia a leggera ebollizione.

3. Rompi un uovo in una ciotola piccola. Crea un vortice nell'acqua bollente con un cucchiaio e versa delicatamente l'uovo al centro del vortice. Cuoci per 3 minuti per un uovo in camicia con il tuorlo ancora liquido. Ripeti il processo con il secondo uovo.

4. Mentre le uova cuociono, prepara le verdure. Cuoci i broccoli al vapore fino a che siano al dente.

5. Prepara la ciotola: distribuisci i cereali integrali cotti sul fondo, metti le fettine di avocado ai lati, aggiungi i broccoli cotti, la carota grattugiata e le uova in camicia.

6. Condisci con sale e pepe a piacere. Se desideri, aggiungi la salsa di tahini e decora con semi di sesamo.

7. Servi immediatamente, facendo attenzione a mantenere il tuorlo delle uova in camicia liquido quando viene tagliato.

Informazioni Aggiuntive: Veganismo:

• Questa ricetta può essere adattata per i vegani omettendo le uova o sostituendole con alternative vegetali come il tofu strapazzato.

Informazioni Nutrizionali:

• Ricca di proteine, fibre, vitamine e minerali, questa ciotola fornisce una varietà di nutrienti essenziali.

• L'avocado aggiunge grassi sani, mentre i cereali integrali contribuiscono all'assunzione di fibre.

Benefici per la Salute:

• Fonte bilanciata di proteine e carboidrati complessi per fornire energia sostenuta.

• Ricca di fibre per promuovere la salute digestiva.

• L'avocado fornisce acidi grassi essenziali e vitamine antiossidanti.

Suggerimenti Aggiuntivi:

• Prova ad aggiungere altre verdure come pomodori, cetrioli o verdure a foglia verde per aumentare la varietà di nutrienti.

• Varia le salse, come la salsa di tahini, la salsa di soia o la salsa di peperoncino, per personalizzare il gusto della ciotola.

Insalata di Riso Integrale con Mango e Coriandolo

Ingredienti:

• 1 tazza di riso integrale, cotto

• 1 mango maturo, sbucciato e tagliato a cubetti

• 1 peperone rosso, tagliato a dadini

• 1/2 cetriolo, tagliato a dadini

• 1/4 di tazza di cipolla rossa, finemente tritata

• 1/4 di tazza di coriandolo fresco, tritato

• 1/4 di tazza di arachidi tostate, tritate (opzionale, per decorare) Per la Salsa:

• 2 cucchiai di olio d'oliva

• Succo di 1 limone

• 1 cucchiaio di salsa di soia

• 1 cucchiaino di miele o sciroppo d'acero (opzionale, per la versione vegana)

• Sale e pepe q.b.

Istruzioni:

1. Cuoci il riso integrale seguendo le istruzioni sulla confezione. Lascia raffreddare.

2. In una ciotola grande, mescola il riso integrale cotto, il mango, il peperone rosso, il cetriolo, la cipolla rossa e il coriandolo.

3. In una ciotola piccola, prepara la salsa mescolando l'olio d'oliva, il succo di limone, la salsa di soia, il miele o lo sciroppo d'acero (se usato), sale e pepe.

4. Versa la salsa sull'insalata e mescola bene per assicurarti che tutti gli ingredienti siano ben rivestiti.

5. Lascia riposare l'insalata in frigorifero per almeno 30 minuti per permettere ai sapori di mescolarsi.

6. Prima di servire, decora con arachidi tostate, se desiderato.

7. Servi l'insalata fredda come contorno o come pasto leggero.

Informazioni Aggiuntive: Veganismo:

• Questa ricetta può essere facilmente adattata per i vegani sostituendo il miele con lo sciroppo d'acero o un altro dolcificante vegano, e omettendo le arachidi o sostituendole con semi di girasole.

Informazioni Nutrizionali:

• Il riso integrale fornisce fibre, vitamine del gruppo B e minerali come ferro e manganese.

• Il mango aggiunge vitamina C e antiossidanti.

• Il coriandolo non solo conferisce sapore, ma contribuisce anche con benefici antiossidanti e antinfiammatori.

Benefici per la Salute:

• Ricca di fibre per promuovere la salute digestiva.

• Fonte di vitamine e antiossidanti che supportano il sistema immunitario.

• Offre un mix bilanciato di carboidrati, proteine e grassi sani.

Suggerimenti Aggiuntivi:

• Aggiungi avocado o pezzi di pollo alla griglia per una versione più sostanziosa dell'insalata.

• Prova a variare le verdure secondo le tue preferenze o ciò che è disponibile.

Risotto di Quinoa ai Funghi

Ingredienti:

• 1 tazza di quinoa, lavata

• 2 tazze di funghi misti (shiitake, champignon, ecc.), affettati

• 1 cipolla media, tritata

• 2 spicchi d'aglio, tritati

• 3 cucchiai di olio d'oliva

• 1/2 tazza di vino bianco secco (opzionale)

• 4 tazze di brodo vegetale

• 1/2 tazza di parmigiano grattugiato (opzionale, per la versione non vegana)

• Sale e pepe q.b.

• Prezzemolo fresco tritato per decorare

Istruzioni:

1. In una pentola, riscalda il brodo vegetale e mantienilo caldo a fuoco basso.

2. In una padella grande, scalda 2 cucchiai di olio d'oliva a fuoco medio. Aggiungi la cipolla e l'aglio, soffriggendo finché non diventano morbidi e traslucidi.

3. Aggiungi i funghi affettati nella padella e cuoci finché non rilasciano la maggior parte

del liquido e diventano dorati. Aggiusta di sale e pepe a piacere.

4. Aggiungi la quinoa al misto di funghi e soffriggi per 1-2 minuti in modo che assorba i sapori.

5. Se stai usando il vino bianco, versalo nella pentola e mescola fino a quando non sia quasi completamente assorbito.

6. Inizia ad aggiungere il brodo vegetale, un mestolo alla volta, mescolando frequentemente. Continua ad aggiungere il brodo e mescolare fino a quando la quinoa risulti al dente, ci vorranno circa 15-20 minuti.

7. Quando la quinoa è cotta, aggiusta di sale e pepe. Se desideri, mescola il parmigiano grattugiato nel misto.

8. Spegne il fuoco e aggiungi 1 cucchiaio di olio d'oliva extravergine. Mescola bene.

9. Servi il risotto di quinoa ai funghi in piatti singoli, cospargendo con prezzemolo fresco.

Informazioni Aggiuntive: Veganismo:

• Il risotto può essere facilmente adattato per essere vegano omettendo il parmigiano grattugiato o usando un'alternativa vegana.

Informazioni Nutrizionali:

• La quinoa è un'ottima fonte di proteine, fibre e vari nutrienti, tra cui ferro e magnesio.

• I funghi aggiungono sapore umami e sono ricchi di antiossidanti e nutrienti.

Suggerimenti Aggiuntivi:

• Se preferisci un risotto più cremoso, aggiungi un po' di latte di cocco o panna vegetale alla fine della cottura.

• Prova ad aggiungere noci o pinoli tostati per un tocco croccante.

Capitolo 3

Riflessione

Riflettere sulla scelta consapevole degli alimenti è una pratica profondamente stoica, coinvolgente in un viaggio interiore che va oltre il semplice nutrimento del corpo. Questa pratica non si limita solo alla selezione degli ingredienti, ma si estende alla considerazione dei valori nutritivi, alla connessione con l'origine degli alimenti e all'espressione di gratitudine per il sostentamento del corpo, rappresentando un approccio olistico all'atto di nutrirsi.

La filosofia stoica, nota per il suo enfasi sull'autoconsapevolezza e sulla riflessione, trova un'applicazione tangibile nella scelta attenta degli alimenti. Ogni ingrediente selezionato diventa un punto di contemplazione, un invito alla riflessione su come questi elementi nutriranno il corpo e influenzeranno il benessere fisico e mentale. La pratica stoica incoraggia l'alimentazione come una necessità biologica, ma anche come un'opportunità per coltivare un rapporto più profondo con se stessi.

La considerazione dei valori nutritivi degli alimenti è una parte vitale di questa riflessione stoica. Gli stoici comprendono che ogni scelta alimentare impatta la salute fisica e la chiarezza mentale.

Riflettendo sui nutrienti presenti negli alimenti, si comprende che la dieta gioca un ruolo fondamentale nella ricerca della virtù, fornendo l'energia e l'equilibrio necessari per una vita appagante.

La connessione con la fonte degli alimenti è una pratica che amplifica la riflessione stoica sul cibo. Essere consapevoli dell'origine degli ingredienti sottolinea l'importanza della natura e della terra e invita a una riflessione più profonda sull'impatto delle nostre scelte alimentari sull'ecosistema. Questa consapevolezza rispecchia i valori stoici di vivere in armonia con il mondo naturale.

La gratitudine per il sostentamento del corpo è un'espressione stoica che si manifesta durante l'atto di mangiare. Riflettendo sul viaggio che gli alimenti compiono dalla terra alla tavola, gli stoici trovano spazio per ringraziare per il pasto stesso e per la complessa catena di eventi che ha permesso a quegli alimenti di giungere a loro. Questa gratitudine diventa una pratica quotidiana, un costante ricordo dell'interconnessione tra corpo, natura e tutto.

La riflessione stoica sull'alimentazione non si limita al momento del pasto, estendendosi alla pratica della consapevolezza durante il processo di preparazione. Ogni fase della preparazione di un pasto diventa un'opportunità per contemplare la semplicità, la moderazione e la pazienza - principi stoici che emergono in cucina in modo tangibile.

Impastando il pane o tagliando le verdure, la mente stoica trova una serenità che si traduce nell'essenza stessa della pratica filosofica.

La riflessione consapevole sull'alimentazione diventa così parte integrante del viaggio stoico verso la virtù. Scegliendo alimenti con discernimento, considerando i loro valori nutritivi, connettendosi con la loro origine e esprimendo gratitudine per il sostentamento del corpo, gli stoici trovano nell'alimentazione una pratica quotidiana di auto-trasformazione. Ogni pasto diventa un momento di riflessione, un'opportunità per nutrire corpo e mente, allineandosi con i principi senza tempo della filosofia stoica.

Verdure al Forno

Cuocere le verdure al forno è una pratica culinaria che va oltre la mera preparazione del cibo; è un rituale che celebra la semplicità e l'essenza pura degli ingredienti. Questo metodo, che coinvolge la cottura lenta delle verdure nel calore avvolgente del forno, mette in evidenza la trasformazione fisica del cibo, la valorizzazione dei sapori naturali e l'apprezzamento degli elementi di base che compongono la ricchezza della cucina.

La semplicità è il cuore dell'arte di cuocere le verdure al forno. Optando per questo metodo, i cuochi si impegnano per la purezza degli ingredienti, evitando aggiunte eccessive che potrebbero offuscare i sapori naturali. Verdure come patate, carote, zucche, pomodori e zucchine, quando cotte al forno, rivelano una ricchezza di aromi e consistenze, evidenziando la bellezza innata delle verdure.

Il processo di cuocere le verdure al forno rappresenta anche un atto di apprezzamento consapevole. Mentre le verdure sono esposte al calore graduale del forno, gli zuccheri naturali caramellano, creando una complessità di sapori che va oltre la semplice nutrizione. La consistenza succosa e le note di dolcezza intensificata diventano un'esperienza sensoriale che invita alla gratitudine per la generosità della natura.

Inoltre, cuocere le verdure al forno mette in evidenza la versatilità di questi ingredienti fondamentali. La scelta delle verdure può variare a seconda delle preferenze personali e della stagione, consentendo un'adattabilità flessibile alle circostanze. Questa versatilità rende il processo di cuocere le verdure al forno una pratica culinaria accessibile, offrendo una gamma diversificata di opzioni per tutti i gusti e le esigenze alimentari.

La semplicità e l'apprezzamento intrinsechi al metodo di cuocere le verdure al forno riflettono anche la filosofia stoica, che valorizza la moderazione e la connessione con il naturale. Questo metodo di preparazione risuona con l'idea stoica di vivere in armonia con la semplicità della vita, evitando gli eccessi e apprezzando ciò che la natura offre direttamente. Ogni pezzo di verdura cotta diventa una testimonianza della bellezza senza pretese della cucina stoica.

La pratica di cuocere le verdure al forno non è solo un atto culinario, ma anche un invito alla contemplazione. Mentre le verdure si trasformano nel forno, i cuochi hanno l'opportunità di riflettere sulla pazienza necessaria per raggiungere la perfezione culinaria. Questo processo lento e deliberato di cottura mette in evidenza l'importanza della pazienza e della consapevolezza in cucina, lezioni che vanno oltre il mondo culinario e risuonano nei principi stoici.

In ultima analisi, cuocere le verdure al forno non è solo una semplice tecnica culinaria; è un'espressione di rispetto per gli ingredienti, un atto di gratitudine per l'abbondanza della terra e una celebrazione della semplicità che segna l'essenza della filosofia stoica. Ogni porzione di verdure al forno è un tributo alla bellezza intrinseca degli alimenti, un promemoria che la vera ricchezza della cucina risiede nell'apprezzamento dei sapori naturali e nella reverenza per la semplicità che la natura offre generosamente.

Verdure Arrosto Mediterranee

Ingredienti:

- 2 zucchine medie, tagliate a fette
- 1 melanzana media, tagliata a cubetti
- 1 peperone rosso, tagliato a strisce
- 1 peperone giallo, tagliato a strisce
- 1 cipolla rossa, tagliata a fette sottili
- 3 pomodori medi, tagliati a spicchi
- 4 spicchi d'aglio, sbucciati e interi
- 2 cucchiai di olio d'oliva extra vergine
- 1 cucchiaino di erbe aromatiche secche (origano, timo, rosmarino)
- Sale e pepe q.b.
- 1/4 di tazza di formaggio feta sbriciolato (opzionale, per servire)
- Foglie di basilico fresco per decorare

Istruzioni:

1. Preriscalda il forno a 200°C.
2. In una teglia grande, disponi zucchine, melanzane, peperoni, cipolla, pomodori e aglio.
3. Cospargi le verdure con olio d'oliva e spolvera le erbe aromatiche secche, sale e

pepe. Mescola bene per assicurarti che tutte le verdure siano ricoperte.

4. Distribuisci le verdure in un unico strato sulla teglia.

5. Inforna per 25-30 minuti o finché le verdure non saranno dorate e cotte, mescolando occasionalmente per garantire una cottura uniforme.

6. Togli le verdure arrosto dal forno e lasciale raffreddare per alcuni minuti.

7. Servi le Verdure Arrosto Mediterranee come contorno o come piatto principale, accompagnate da pane croccante.

Informazioni Aggiuntive:

Veganismo:

- Questa ricetta è completamente vegana.

Informazioni Nutrizionali:

- Le verdure sono ricche di fibre, vitamine e antiossidanti, promuovendo la salute digestiva e il sistema immunitario.

Consigli Aggiuntivi:

- Servi le verdure arrosto su un letto di quinoa, riso integrale o pasta per un pasto più sostanzioso.

- Aggiungi olive nere per un tocco extra di sapore mediterraneo.

Patate al Forno con Rosmarino e Aglio

Ingredienti:

- 1 kg di patate (usa patate a buccia rossa o patate dolci per una variazione)

- 3 cucchiai di olio d'oliva

- 3 spicchi d'aglio, tritati

- 2 cucchiaini di rosmarino fresco, tritato (o 1 cucchiaino di rosmarino secco)

- Sale e pepe q.b.

- Prezzemolo fresco tritato per decorare (opzionale)

Istruzioni:

1. Preriscalda il forno a 220°C.

2. Lavare bene le patate e tagliarle in pezzi uniformi.

3. In una ciotola grande, mescolare le patate con olio d'oliva, aglio tritato, rosmarino, sale e pepe. Assicurarsi che le patate siano ben rivestite.

4. Distribuire le patate su una teglia in uno strato singolo per garantire una cottura uniforme.

5. Cuocere in forno per 30-35 minuti o finché le patate non saranno dorate e croccanti fuori e morbide dentro. Mescolare le patate

occasionalmente per garantire una cottura uniforme.

6. Togliere le patate dal forno e cospargere con prezzemolo fresco, se desiderato.

7. Servire le Patate al Forno con Rosmarino e Aglio come contorno o spuntino.

Informazioni Aggiuntive:

Veganismo:

- Questa ricetta è vegana, non contiene ingredienti di origine animale.

Informazioni Nutrizionali:

- Le patate sono una eccellente fonte di carboidrati complessi, fibre, vitamina C e potassio.

- L'olio d'oliva fornisce grassi sani che sono benefici per il cuore.

- L'aglio ha proprietà antiossidanti e può offrire benefici per la salute cardiovascolare.

Benefici per la Salute:

- Le patate sono una fonte di energia a rilascio lento, fornendo sostentamento nel tempo.

- Il rosmarino può avere proprietà anti-infiammatorie e antiossidanti.

- L'aglio può aiutare a ridurre il colesterolo e la pressione sanguigna.

Consigli Aggiuntivi:

- Prova ad aggiungere altre spezie, come paprika affumicata o curcuma, per dare un tocco diverso alle patate.

- Servi con una salsa di yogurt vegano o salsa di avocado per più opzioni di gusto.

Verdure al Forno con Erbe di Provenza

Ingredienti:

- 3 tazze di patate, tagliate a cubetti

- 2 carote, pelate e tagliate a fette

- 1 zucchina media, tagliata a rondelle

- 1 peperone rosso, tagliato a strisce

- 1 cipolla rossa, tagliata a fettine sottili

- 3 cucchiai di olio d'oliva

- 2 cucchiaini di erbe di Provenza (miscela di timo, rosmarino, maggiorana, basilico e lavanda)

- Sale e pepe q.b.

- Prezzemolo fresco tritato per decorare (opzionale)

Istruzioni:

1. Preriscalda il forno a 200°C.

2. In una ciotola grande, mescola le patate, le carote, la zucchina, il peperone e la cipolla.

3. Condisci le verdure con olio d'oliva, aggiungi le erbe di Provenza, sale e pepe. Mescola bene per garantire che tutte le verdure siano ben condite.

4. Distribuisci le verdure su una teglia in uno strato singolo.

5. Cuoci in forno per 30-35 minuti o finché le verdure non sono dorate e cotte, mescolando occasionalmente per garantire una cottura uniforme.

6. Togli le verdure dal forno e decora con prezzemolo fresco, se desiderato.

7. Servi le Verdure al Forno con Erbe di Provenza come contorno o piatto principale, accompagnate da riso integrale o quinoa.

Informazioni Aggiuntive:

Veganismo:

- Questa ricetta è vegana, non contiene ingredienti di origine animale.

Informazioni Nutrizionali:

- Le verdure sono ricche di fibre, vitamine e antiossidanti, contribuendo alla salute digestiva e al sistema immunitario.

Benefici per la Salute:

- Le erbe di Provenza possono avere proprietà antiossidanti e anti-infiammatorie.

- La diversità di verdure offre una varietà di nutrienti essenziali, tra cui vitamina A, vitamina C e potassio.

Consigli Aggiuntivi:

- Prova ad aggiungere aglio tritato o erba cipollina per un gusto extra.

- Servi queste verdure al forno come base per un'insalata di cereali o come ripieno per involtini vegetali.

Zucca al Forno con Miele e Cannella

Ingredienti:

- 1 zucca piccola (come la zucca mantovana), pelata e tagliata a cubetti

- 2 cucchiai di miele (o sciroppo d'acero per una versione vegana)

- 2 cucchiai di olio d'oliva

- 1 cucchiaino di cannella in polvere

- Un pizzico di sale

- Noci o mandorle tritate (opzionale, per decorare)

Istruzioni:

1. Preriscalda il forno a 200°C.

2. In una grande ciotola, mescola i cubetti di zucca con il miele, l'olio d'oliva, la cannella in polvere e un pizzico di sale. Assicurati che i cubetti di zucca siano ben ricoperti.

3. Distribuisci i cubetti di zucca su una teglia in uno strato singolo.

4. Cuoci in forno per 25-30 minuti o fino a quando la zucca sarà dorata e morbida, girando occasionalmente i cubetti per garantire una cottura uniforme.

5. Togli dal forno e lascia raffreddare per qualche minuto.

6. Se desideri, decora con noci o mandorle tritate.

7. Servi la Zucca al Forno con Miele e Cannella come contorno o come opzione per un dessert leggero.

Informazioni Aggiuntive:

Veganismo:

- Questa ricetta può essere adattata per i vegani sostituendo il miele con lo sciroppo d'acero.

Informazioni Nutrizionali:

- La zucca è ricca di fibre, vitamina A, vitamina C e potassio.

- Il miele o lo sciroppo d'acero aggiungono dolcezza naturale, mentre le noci o le mandorle offrono proteine e grassi sani.

Benefici per la Salute:

- La cannella può avere proprietà antiossidanti e anti-infiammatorie.

- La zucca è benefica per la salute degli occhi, della pelle e del sistema immunitario.

Consigli Aggiuntivi:

- Prova ad aggiungere un pizzico di zenzero in polvere per un tocco extra di sapore.

- Servi la zucca al forno su dello yogurt greco o come topping per pancake a colazione.

Pomodori Arrosto con Aglio e Basilico

Ingredienti:

- 500g di pomodorini ciliegia o datterini, tagliati a metà

- 4 spicchi d'aglio, affettati finemente

- 3 cucchiai di olio d'oliva extra vergine

- 1 cucchiaino di zucchero (opzionale, per bilanciare l'acidità)

- Sale e pepe q.b.

- Una manciata di foglie di basilico fresco

- Parmigiano grattugiato (opzionale, per servire)

Istruzioni:

1. Preriscalda il forno a 180°C.

2. In una teglia, distribuisci i pomodorini tagliati a metà.

3. Disponi le fettine d'aglio sui pomodorini.

4. Condisci i pomodorini e l'aglio con l'olio d'oliva. Assicurati che tutti i pomodorini siano leggermente ricoperti.

5. Se desideri, cospargi lo zucchero sui pomodorini per bilanciare l'acidità. Aggiungi sale e pepe q.b.

6. Cuoci in forno per 20-25 minuti o fino a quando i pomodorini saranno appassiti e inizieranno a dorarsi sui bordi.

7. Togli dal forno e lascia raffreddare per alcuni minuti.

8. Prima di servire, aggiungi le foglie di basilico fresco sopra. Se desideri, cospargi con parmigiano grattugiato.

9. Servi i Pomodori Arrosto con Aglio e Basilico come contorno, nelle insalate, nelle paste o come antipasto con pane croccante.

Informazioni Aggiuntive:

Veganismo:

- Questa ricetta è vegana, non contenendo ingredienti di origine animale. Assicurati di scegliere un formaggio parmigiano vegano, o ometti il formaggio.

Informazioni Nutrizionali:

- I pomodori sono ricchi di vitamina C, licopene e fibre.

- L'aglio può offrire benefici per la salute cardiovascolare.

- L'olio d'oliva fornisce grassi sani e antiossidanti.

Benefici per la Salute:

- Il licopene nei pomodori ha proprietà antiossidanti e può essere benefico per la salute del cuore.

- L'aglio può avere proprietà antibatteriche e anti-infiammatorie.

- Il basilico è ricco di vitamina K e possiede proprietà anti-infiammatorie.

Consigli Aggiuntivi:

- Prova ad aggiungere altre spezie, come origano o timo, per variare i sapori.

- Servi i pomodori arrosto su un letto di quinoa o couscous per un pasto più sostanzioso.

Verdure al Forno con Salsa Balsamica

Ingredienti:

- 3 tazze di patate, tagliate a cubetti
- 2 carote, sbucciate e tagliate a rondelle
- 1 zucchina media, tagliata a rondelle
- 1 peperone rosso, tagliato a strisce
- 1 cipolla rossa, tagliata a fette sottili
- 3 cucchiai di olio d'oliva
- 2 cucchiai di aceto balsamico
- 2 spicchi d'aglio, tritati
- Sale e pepe q.b.
- 1 cucchiaino di rosmarino fresco (opzionale, per decorare)

Istruzioni:

1. Preriscalda il forno a 200°C.

2. In una ciotola grande, mescola le patate, le carote, la zucchina, il peperone e la cipolla.

3. In una ciotola più piccola, mescola l'olio d'oliva, l'aceto balsamico, l'aglio tritato, il sale e il pepe. Mescola bene.

4. Condisci le verdure con la miscela di olio e balsamico, assicurandoti che siano tutte ben ricoperte.

5. Distribuisci le verdure su una teglia in un singolo strato.

6. Cuoci in forno per 25-30 minuti o fino a quando le verdure saranno dorate e cotte, mescolando di tanto in tanto per garantire una cottura uniforme.

7. Togli le verdure dal forno e, se desideri, decora con rosmarino fresco.

8. Servi le Verdure al Forno con Salsa Balsamica come contorno o come piatto principale, accompagnate da riso integrale o quinoa.

Informazioni Aggiuntive:

Veganismo:

- Questa ricetta è vegana, non contiene ingredienti di origine animale.

Informazioni Nutrizionali:

- Le verdure sono ricche di fibre, vitamine e antiossidanti, promuovendo la salute digestiva e il sistema immunitario.

Benefici per la Salute:

- La salsa balsamica può avere proprietà antiossidanti e contribuire alla salute del cuore.

- Le verdure forniscono una varietà di nutrienti essenziali per il corretto funzionamento del corpo.

Suggerimenti Aggiuntivi:

- Aggiungi altre verdure a tua scelta, come broccoli, funghi o pomodorini ciliegia.

- Servi le verdure al forno su un letto di spinaci o rucola per una versione di insalata calda.

Funghi al Forno con Erbe Fresche

Ingredienti:

- 500g di funghi (champignon, shiitake, o una miscela a tua scelta), puliti e tagliati a pezzi grandi

- 3 cucchiai di olio d'oliva extravergine

- 2 spicchi d'aglio, tritati

- 2 cucchiai di prezzemolo fresco, tritato

- 1 cucchiaio di timo fresco, tritato

- Sale e pepe q.b.

- Succo di 1/2 limone (opzionale, per un tocco di agrume)

Istruzioni:

1. Preriscalda il forno a 200°C.

2. In una ciotola grande, mescola i funghi con l'olio d'oliva, l'aglio, il prezzemolo e il timo. Assicurati che i funghi siano ben ricoperti.

3. Disponi i funghi su una teglia in un unico strato.

4. Condisci i funghi con sale e pepe a piacere.

5. Cuoci in forno per 15-20 minuti o fino a quando i funghi saranno dorati e succulenti.

6. Se desideri, irrorare i funghi appena sfornati con il succo di limone prima di servire.

7. Servi i Funghi al Forno con Erbe Fresche come contorno, in insalate o come ripieno per panini e wraps.

Informazioni Aggiuntive:

Veganismo:

- Questa ricetta è vegana, non contiene ingredienti di origine animale.

Informazioni Nutrizionali:

- I funghi sono una eccellente fonte di proteine vegetali, vitamine del complesso B e minerali come il selenio.

Benefici per la Salute:

- L'olio d'oliva fornisce grassi sani che possono beneficiare il cuore.

- Le erbe fresche aggiungono sapore e possono anche avere proprietà antiossidanti.

Suggerimenti Aggiuntivi:

- Prova ad aggiungere un tocco di rosmarino, origano o basilico per variare i sapori.

- Servi i funghi al forno su una fetta di pane come antipasto o come complemento a un tagliere di antipasti.

Capitolo 4

Disciplina

La disciplina, per gli stoici, è un principio che permea tutti gli aspetti della vita, inclusa la scelta alimentare. Valorizzando la disciplina e l'autocontrollo, gli stoici comprendono che il modo in cui nutriamo il nostro corpo è non solo una questione di nutrizione fisica, ma anche un riflesso della nostra capacità di resistere a impulsi dannosi e coltivare abitudini che promuovano il benessere duraturo.

Al cuore della filosofia stoica c'è la comprensione che la disciplina è uno strumento essenziale per raggiungere la virtù. Questa disciplina si traduce nella scelta attenta di alimenti nutrienti che sostengono il corpo e la mente. Valorizzando la disciplina nell'alimentazione, gli stoici riconoscono che ogni scelta alimentare è un'opportunità per rafforzare la salute fisica e la resilienza mentale.

La disciplina stoica nell'alimentazione si manifesta nella resistenza agli impulsi alimentari dannosi. In un mondo pieno di tentazioni, gli stoici coltivano la capacità di discernere tra ciò che è temporaneamente piacevole e ciò che è veramente benefico a lungo termine. Questa resistenza non è una negazione austera dei piaceri alimentari, ma piuttosto una scelta consapevole di bilanciare il piacere immediato con le conseguenze a lungo termine per la salute e il benessere. Questa visione olistica dell'alimentazione è benefica sotto molti aspetti, poiché molte malattie sono causate da una cattiva alimentazione.

La scelta di alimenti nutrienti è un'espressione tangibile della disciplina stoica. Optare per alimenti ricchi di nutrienti, come frutta, verdura, cereali integrali e proteine magre, dimostra un impegno per la moderazione e la cura del corpo. Gli stoici riconoscono che la disciplina nella selezione degli alimenti è un atto di autenticità verso se stessi, un modo per onorare il corpo come un tempio che merita di essere nutrito nel migliore dei modi possibili.

La disciplina stoica nell'alimentazione è anche legata al principio dell'autocoscienza. Osservando le proprie reazioni agli alimenti e comprendendo come influenzino il corpo e la mente, gli stoici sviluppano una consapevolezza più profonda di sé stessi. Questa autocoscienza è essenziale per migliorare la disciplina, poiché consente una comprensione più chiara delle necessità individuali e delle motivazioni dietro le scelte alimentari.

Inoltre, la disciplina stoica nell'alimentazione è una pratica quotidiana di autocontrollo. Resistere alle tentazioni alimentari impulsive richiede una costante consapevolezza e una fermezza interiore che va oltre i desideri momentanei. Gli stoici capiscono che questa disciplina non è un evento occasionale, ma piuttosto un viaggio continuo di auto-miglioramento che rafforza la resilienza emotiva e il carattere.

La disciplina stoica nell'alimentazione non esclude l'apprezzamento del piacere sensoriale. Gli stoici, scegliendo alimenti nutrienti, riconoscono che la vera soddisfazione non risiede nell'indulgenza momentanea, ma piuttosto nell'armonia duratura tra corpo e mente. Questa disciplina crea una base solida per una relazione sana ed equilibrata con il cibo, allontanandosi dagli eccessi dannosi.

Coltivando la disciplina nell'alimentazione, gli stoici nutrono il corpo e migliorano la forza di volontà e la determinazione. Ogni pasto diventa un'opportunità per esercitare l'autocontrollo, costruendo una mentalità resiliente che si estende oltre il tavolo. Questa disciplina, radicata nei valori stoici, non dovrebbe essere vista come una restrizione, ma piuttosto come una liberazione - una scelta consapevole e piena di vivere in allineamento con i principi che plasmano una vita virtuosa, piena di significato, e sì, di sapore anche.

Tisane e infusi

La preparazione di tisane e infusi trascende l'azione quotidiana di fare una bevanda calda; è un'esperienza ricca che si trasforma in un'attività contemplativa, incoraggiando la riflessione durante tutto il processo di infusione. Questa pratica va ben oltre la semplice miscelazione di erbe e acqua calda; è un viaggio sensoriale che invita alla pausa, alla consapevolezza e alla connessione con il momento presente.

La scelta degli ingredienti per tisane e infusi è il primo passo in questo viaggio. Selezionando erbe, spezie, fiori o frutta, si apre un'opportunità di riflessione sulle proprietà uniche di ogni elemento. Gli aromi, i sapori e i benefici per la salute di questi ingredienti diventano punti di contemplazione, portando a una più profonda comprensione della diversità e dell'abbondanza offerta dalla natura.

Il gesto di riscaldare l'acqua per l'infusione diventa un rituale che invita alla pazienza e all'osservazione. Mentre l'acqua raggiunge il punto di ebollizione, c'è l'opportunità di riflettere sulla trasformazione imminente. L'acqua, elemento fondamentale per la vita, assume una nuova forma durante il processo di infusione, diventando un veicolo per trasmettere i sapori e i benefici degli ingredienti scelti.

Durante il tempo di infusione, che può variare a seconda della selezione degli ingredienti, c'è un invito alla contemplazione silenziosa. L'aroma che si sprigiona dalla tazza in formazione, il colore che si sviluppa lentamente nell'acqua e la promessa di sapori da rivelare sono aspetti che conducono la mente a uno stato di piena gratitudine. Ogni secondo è un'opportunità per la riflessione silenziosa, una pausa dal ritmo frenetico della vita quotidiana.

La scelta della tazza o della teiera, così come il gesto di versare l'infusione, diventano gesti simbolici di cura verso se stessi. Ogni movimento deliberato riflette l'importanza di creare uno spazio per la contemplazione e la compassione verso se stessi. La tazza di tè si trasforma in un portale per un momento di tranquillità nel mezzo del caos quotidiano.

Assaporando l'infusione, si ha l'opportunità di coinvolgere tutti i sensi nell'esperienza. I sapori danzano sul palato, gli aromi accarezzano le narici e la sensazione di calore confortante avvolge il corpo. Ad ogni sorso, emerge una riflessione sull'interconnessione tra gli elementi sensoriali e la capacità della mente di immergersi profondamente nell'esperienza del momento presente.

La pratica di preparare tisane e infusi si allinea armoniosamente con i principi stoici di moderazione e apprezzamento del semplice. Questo rituale, spesso trascurato nella frenesia della vita moderna, diventa un'opportunità per rallentare, riconnettersi con la natura e nutrire l'anima.

In definitiva, la preparazione di tisane e infusi si rivela come una forma di meditazione in azione. Ogni fase del processo, dalla selezione degli ingredienti all'ultimo sorso, invita alla contemplazione e alla presenza consapevole. Questa pratica, che va oltre la semplice preparazione di una bevanda, diventa un invito quotidiano a riconnettersi con la serenità interiore, offrendo un rifugio tranquillo nel vortice della vita quotidiana.

Tisana di Camomilla e Lavanda

Ingredienti:

• 1 cucchiaio di fiori di camomilla essiccati

• 1 cucchiaio di fiori di lavanda essiccati

• 500 ml di acqua bollente

• Miele o altro dolcificante a piacere (opzionale)

• Fette di limone (opzionale)

Istruzioni:

1. Portare l'acqua a ebollizione in un bollitore.

2. In un infusore o una teiera, mettere i fiori di camomilla e di lavanda essiccati.

3. Versare l'acqua bollente sui fiori di camomilla e lavanda.

4. Coprire e lasciare in infusione per 5-10 minuti. Più a lungo lasci riposare, più forte sarà il sapore.

5. Filtrare il tè per rimuovere i fiori e le sedimentazioni.

6. Dolcificare a piacere con il miele, se desiderato.

7. Servire la tisana di camomilla e lavanda nelle tazze. Se preferisci, aggiungere fette di limone per un tocco agrumato.

8. Gustare la tisana calda per rilassarsi prima di dormire o in un momento tranquillo durante il giorno.

Informazioni aggiuntive: Benefici per la salute:

• La camomilla è nota per le sue proprietà calmanti, che possono aiutare a alleviare lo stress e favorire il sonno.

• La lavanda è associata anche al relax e può contribuire a una sensazione di calma.

Suggerimenti aggiuntivi:

• Prova a regolare le proporzioni di camomilla e lavanda in base alle tue preferenze di gusto.

• Se stai utilizzando fiori freschi, usa circa 2 cucchiai di fiori freschi per ogni tazza di acqua.

Questa tisana è una scelta meravigliosa per rilassarsi e godersi un momento tranquillo. È delicata e floreale, perfetta per il relax e la contemplazione.

Tè alla Menta e Zenzero

Ingredienti:

• 1 cucchiaio di foglie di menta fresca o 1 bustina di tè alla menta

• 1 cucchiaino di zenzero fresco, tagliato finemente

• 500 ml di acqua bollente

• Miele o altro dolcificante a piacere (opzionale)

• Fette di limone (opzionale)

• Foglie di menta per decorare (opzionale)

Istruzioni:

1. Portare l'acqua a ebollizione in un bollitore.

2. Se stai usando foglie di menta fresca, lavale bene. In caso contrario, utilizza una bustina di tè alla menta.

3. Metti le foglie di menta fresca o la bustina di tè in una tazza.

4. Aggiungi lo zenzero affettato alla tazza.

5. Versa l'acqua bollente sulle foglie di menta e lo zenzero.

6. Copri la tazza e lascia in infusione per 5-7 minuti per estrarre i sapori.

7. Se desideri, dolcifica il tè con miele o altro dolcificante a piacere.

8. Aggiungi fette di limone per un tocco agrumato, se preferisci.

9. Decora con foglie di menta, se desideri.

10. Mescola bene e gusta il Tè alla Menta e Zenzero mentre è ancora caldo.

Informazioni Aggiuntive: Benefici per la Salute:

• La menta è nota per aiutare la digestione e alleviare i disturbi dello stomaco.

• Lo zenzero ha proprietà anti-infiammatorie e può aiutare a lenire la nausea.

Suggerimenti Aggiuntivi:

• Se preferisci un sapore più leggero, regola la quantità di foglie di menta e zenzero secondo le tue preferenze.

• Questo tè può essere preparato anche con bustine di tè alla menta e zenzero se non hai gli ingredienti freschi a disposizione.

Questo tè rinfrescante è ideale per favorire la chiarezza mentale e la digestione.

Infusione di Erbe di Provenza

Ingredienti:

• 1 cucchiaino di Erbe di Provenza essiccate (una miscela di timo, rosmarino, maggiorana, basilico e lavanda)

• 250 ml di acqua bollente

• Miele o altro dolcificante a piacere (opzionale)

• Fette di limone (opzionale)

Istruzioni:

1. Portare l'acqua a ebollizione in un bollitore.

2. Mettere le Erbe di Provenza essiccate in una tazza.

3. Versare l'acqua bollente sulle erbe.

4. Coprire la tazza e lasciare in infusione le erbe per 5-7 minuti per estrarre i sapori.

5. Filtrare l'infusione per rimuovere le erbe.

6. Se desideri, dolcificare il tè con miele o altro dolcificante a piacere.

7. Aggiungere fette di limone per un tocco agrumato, se preferisci.

8. Mescolare bene e gustare l'Infusione di Erbe di Provenza mentre è ancora calda.

Informazioni Aggiuntive: Benefici per la Salute:

• Le erbe di Provenza possono offrire proprietà antiossidanti e anti-infiammatorie, a seconda delle erbe specifiche utilizzate.

Suggerimenti Aggiuntivi:

• Sperimenta regolando la proporzione di erbe di Provenza per ottenere l'equilibrio di sapori desiderato.

• Servi questa infusione come un'alternativa leggera e gustosa ai tè tradizionali.

Questa infusione erbacea aromatica è un'ottima scelta per una pausa contemplativa.

Tè alla Curcuma e Zenzero

Ingredienti:

• 1 cucchiaino di curcuma in polvere (o 1 pezzo di curcuma fresca)

• 1 cucchiaino di zenzero fresco grattugiato

• 500 ml di acqua bollente

• 1 cucchiaino di miele (opzionale)

• Fette di limone (opzionale)

• Un pizzico di pepe nero (opzionale, per aumentare l'assorbimento della curcuma)

Istruzioni:

1. Portare l'acqua a ebollizione in un bollitore.

2. Se stai usando la curcuma fresca, sbucciala e tagliala in un pezzo piccolo.

3. In una tazza, metti la curcuma in polvere o la curcuma fresca grattugiata.

4. Aggiungi lo zenzero fresco grattugiato alla tazza.

5. Versa l'acqua bollente sulla curcuma e lo zenzero.

6. Copri la tazza e lascia in infusione la miscela per 5-10 minuti.

7. Se desideri, aggiungi il miele per dolcificare il tè.

8. Aggiungi fette di limone per un tocco agrumato, se preferisci.

9. Opzionalmente, aggiungi un pizzico di pepe nero per aumentare l'assorbimento della curcuma.

10. Mescola bene e goditi il Tè alla Curcuma e Zenzero mentre è ancora caldo.

Informazioni Aggiuntive: Benefici per la Salute:

• La curcuma contiene curcumina, un composto noto per le sue proprietà antinfiammatorie e antiossidanti.

• Lo zenzero è conosciuto per le sue proprietà antinfiammatorie e può aiutare nella digestione.

Suggerimenti Aggiuntivi:

• Sperimenta adattando la quantità di curcuma e zenzero secondo le tue preferenze di gusto e intensità.

• Questo tè può essere una bevanda confortante e salutare, ottima da consumare durante tutto il giorno.

Questa infusione dorata è nota per le sue proprietà antinfiammatorie e può essere apprezzata durante momenti di riflessione.

Tè al Basilico e Limone

Ingredienti:

• 1 manciata di foglie di basilico fresco (circa 10-12 foglie)

• 1 cucchiaino di miele (opzionale)

• 1 cucchiaino di scorza di limone grattugiata

• 1 cucchiaino di succo di limone fresco

• 500 ml di acqua bollente

Istruzioni:

1. Portare l'acqua a ebollizione in un bollitore.

2. Mentre l'acqua sta bollendo, lavare bene le foglie di basilico.

3. Mettere le foglie di basilico in una tazza.

4. Aggiungere le scorze di limone grattugiate alla tazza.

5. Versare l'acqua bollente sulle foglie di basilico e le scorze di limone.

6. Coprire la tazza e lasciare in infusione per 5-7 minuti.

7. Se desiderato, aggiungere il succo di limone fresco per esaltare il sapore.

8. Opzionalmente, dolcificare il tè con il miele, se preferito.

9. Mescolare bene e gustare il Tè al Basilico e Limone mentre è ancora caldo.

Informazioni Aggiuntive

Benefici per la Salute:

• Il basilico ha proprietà antiossidanti e anti-infiammatorie.

• Il limone è ricco di vitamina C e può aiutare nella digestione.

Suggerimenti Aggiuntivi:

• Sperimenta variando l'intensità del sapore regolando la quantità di foglie di basilico.

• Servi questo tè come opzione rinfrescante nelle giornate calde o come bevanda confortante durante l'inverno.

Questo tè aromatico è perfetto per momenti di riflessione e chiarezza mentale.

Infusione di Melissa e Miele

Ingredienti:

• 1 cucchiaio di foglie secche di melissa

• 1 cucchiaino di miele (o a piacere)

• 500 ml di acqua bollente

Istruzioni:

1. Portare l'acqua a ebollizione in un bollitore.

2. Mentre l'acqua sta bollendo, mettere le foglie secche di melissa in una tazza.

3. Versare l'acqua bollente sulle foglie di melissa.

4. Coprire la tazza e lasciare in infusione per 5-7 minuti per estrarre i sapori.

5. Dopo l'infusione, filtrare le foglie di melissa per ottenere un'infusione limpida.

6. Dolcificare l'infusione con il miele, regolando la quantità secondo la propria preferenza di dolcezza.

7. Mescolare bene per assicurarsi che il miele si sia completamente sciolto.

8. Gustare l'Infusione di Melissa e Miele mentre è ancora calda.

Informazioni Aggiuntive:

Benefici per la Salute:

• La melissa è nota per le sue proprietà calmanti, può aiutare a ridurre lo stress e favorire un sonno tranquillo.

• Il miele ha proprietà antiossidanti e antibatteriche, oltre ad aggiungere dolcezza naturale all'infusione.

Suggerimenti Aggiuntivi:

• Prova ad aggiungere alcune fettine sottili di limone per un tocco agrumato.

• Questa infusione è una scelta eccellente per rilassarsi prima di dormire o come bevanda confortante nei momenti di tranquillità.

Capitolo 5

Apprezzamento del momento presente

L'apprezzamento del momento presente, un concetto basilare della filosofia stoica, può manifestarsi in modi sorprendenti e gratificanti, specialmente durante i pasti. Preparare, servire e gustare i pasti sono opportunità per una consapevolezza piena del presente. Abbracciando un approccio consapevole durante ogni fase del processo alimentare, dalla selezione degli ingredienti all'ultimo sorso di una bevanda confortante, la filosofia stoica di vivere nel momento presente si manifesta in modo tangibile.

L'atto di preparare un pasto diventa un rituale di apprezzamento quando è condotto con una mente consapevole. Ogni taglio di verdura, l'aroma che si sprigiona dalla pentola, la scelta delle spezie - tutti questi elementi diventano punti di concentrazione che richiedono una piena attenzione. Gli stoici, adottando questo approccio, trovano nella preparazione del cibo un compito che diventa un'opportunità per immergersi nel presente, valorizzando ogni azione come parte di un insieme significativo.

La presentazione del cibo, nel servire un pasto, è un'espressione artistica che si svolge nel momento presente. La disposizione attenta dei piatti, la scelta delle posate e l'attenzione all'equilibrio visivo contribuiscono all'apprezzamento della bellezza effimera di un pasto ben elaborato. La filosofia stoica, incoraggiando la consapevolezza piena, trova riscontro nella presentazione del cibo come celebrazione della semplicità ed eleganza del momento.

Sedersi a tavola per godere del pasto, gli stoici applicano la consapevolezza piena all'atto di mangiare. Gustare ogni boccone diventa una pratica consapevole, allontanando la mente dalle distrazioni esterne e consentendo una connessione più profonda con i sapori e le consistenze presenti nel piatto. Ogni forchettata è un'opportunità per coinvolgersi completamente con l'esperienza sensoriale, onorando la cucina e la soddisfazione che essa offre.

La scelta di alimenti nutrienti ed equilibrati è un aspetto vitale dell'apprezzamento del momento presente per gli stoici. Facendo scelte consapevoli su cosa mettere nel piatto, riconoscono l'importanza di nutrire il corpo in modo che promuova il benessere fisico e mentale. L'alimentazione diventa un'espressione di rispetto per il corpo e di una connessione intrinseca tra la salute fisica ed emotiva.

La pratica stoica dell'apprezzamento del momento presente si estende oltre l'atto del mangiare propriamente detto, raggiungendo la compagnia e la conversazione durante i pasti. Condividendo un pasto con gli altri, gli stoici applicano la consapevolezza piena alle interazioni, coltivando relazioni significative e valorizzando la presenza di ogni persona a tavola. La conversazione diventa un'espressione di connessione umana, arricchendo ulteriormente l'esperienza alimentare.

La conclusione di un pasto, spesso segnata da una bevanda confortante, offre un ultimo momento per l'apprezzamento del presente. Che sia un sorso di tè caldo o un caffè aromatico, ogni sorsata è un'opportunità per prolungare l'esperienza del momento presente, chiudendo il pasto in modo consapevole.

L'apprezzamento del momento presente durante i pasti, ispirato ai principi stoici, va oltre il semplice nutrirsi per diventare una pratica quotidiana di gratitudine e consapevolezza. Ogni pasto diventa un microcosmo della vita, un'opportunità per vivere in modo più autentico e connesso, allineandosi ai valori senza tempo della filosofia stoica.

Piatti da una pentola

L'arte di preparare piatti da una pentola è una manifestazione della filosofia stoica in cucina, che mette in evidenza la semplicità e riduce la complessità. Queste ricette sono una soluzione pratica per la vita frenetica e anche un'espressione di moderazione e apprezzamento per gli ingredienti fondamentali. Scegliendo pasti che possono essere preparati in una sola pentola, i cuochi aderiscono al concetto stoico di vivere una vita senza complicazioni e concentrata sull'essenziale.

Il processo di preparazione dei piatti da una pentola inizia con la scelta attenta degli ingredienti. Queste ricette incoraggiano l'uso di alimenti freschi e semplici, evitando sovraccarichi di sapori e mantenendo la purezza degli ingredienti. La semplicità degli ingredienti si distingue come riflesso dei valori stoici di moderazione e apprezzamento per la bellezza intrinseca della semplicità.

Il passo successivo coinvolge la combinazione degli ingredienti in una sola pentola. Questo atto di disposizione, spesso armonizzando diverse texture e sapori, è un'opportunità per la contemplazione e la consapevolezza. Gli stoici, scegliendo questo approccio, valorizzano la qualità sulla quantità, creando piatti che nutrono con semplicità ed eleganza.

La cottura lenta e attenta degli ingredienti in una sola pentola è un atto di pazienza e resilienza, principi centrali della filosofia stoica. Il processo di amalgamare i sapori gradualmente, consentendo a ogni ingrediente di contribuire alla complessità del piatto, sottolinea l'importanza della pazienza in cucina. Questa pratica riflette anche l'idea stoica che il percorso verso l'eccellenza spesso richiede tempo e dedizione.

La semplicità ed efficienza dei piatti da una pentola semplificano il processo di preparazione e facilitano la pulizia, alleviando il lavoro associato alla cucina. Questo aspetto pratico non solo si allinea al valore stoico di evitare gli eccessi, ma permette anche ai cuochi di concentrarsi sull'essenza dell'atto di cucinare, anziché preoccuparsi della complessità logistica.

Servendo un piatto da una pentola, gli stoici celebrano tutto il viaggio culinario che ha portato a quel punto. La presentazione spesso modesta di questi pasti risuona con la modestia stoica, sottolineando che la vera ricchezza della cucina risiede nella qualità degli ingredienti e nella capacità di trasformarli in modo sottile ma incisivo.

L'apprezzamento dei piatti da una pentola si estende oltre l'atto di mangiare, trasformandosi in un'esperienza condivisa. Servendo un pasto che è stato accuratamente preparato in una sola pentola, i cuochi invitano gli altri a condividere il cibo, la semplicità e l'autenticità dell'esperienza culinaria.

Questa condivisione risuona con il valore stoico della comunità e della connessione umana.

La scelta di dedicarsi ai piatti da una pentola è una dichiarazione di apprezzamento per la semplicità e un rifiuto di essere sopraffatti dalla complessità non necessaria. Gli stoici trovano nei piatti da una pentola una metafora per la vita, dove la moderazione, la pazienza e l'attenzione all'essenziale sono virtù apprezzate. In sintesi, i piatti da una pentola trascedono l'aspetto pratico della cucina per diventare un'espressione dei valori senza tempo della filosofia stoica.

Pollo Arrosto con Verdure

Ingredienti:

- 4 petti di pollo disossati e senza pelle
- 4 patate medie, sbucciate e tagliate a cubetti
- 2 carote, sbucciate e tagliate a rondelle
- 1 zucchina media, tagliata a rondelle
- 1 cipolla grande, tagliata a pezzi
- 4 spicchi d'aglio, tritati
- 2 cucchiai di olio d'oliva
- Succo di 1 limone
- 1 cucchiaino di rosmarino secco
- 1 cucchiaino di timo secco
- Sale e pepe q.b.

Istruzioni:

1. Preriscalda il forno a 200°C.

2. In una grande ciotola, mescola le patate, le carote, la zucchina, la cipolla e l'aglio.

3. Condisci le verdure con olio d'oliva, succo di limone, rosmarino, timo, sale e pepe. Mescola bene per assicurarti che le verdure siano ben coperte.

4. Disponi le verdure in una grande teglia.

5. Condisci i petti di pollo con sale, pepe e un filo di olio d'oliva.

6. Disponi i petti di pollo sulle verdure nella teglia.

7. Cuoci in forno per 25-30 minuti o finché il pollo non sia dorato e completamente cotto, e le verdure siano arrostite e dorate.

8. Togli dal forno e lascia riposare per alcuni minuti prima di servire.

Informazioni Nutrizionali:

- Il pollo è una eccellente fonte di proteine magre, vitamine del complesso B e minerali come ferro e zinco.

- Le verdure forniscono fibre, vitamine e antiossidanti essenziali per la salute.

Benefici per la Salute:

- Questa ricetta offre una combinazione equilibrata di proteine, carboidrati e fibre.

- Le verdure sono ricche di nutrienti essenziali che supportano la salute cardiovascolare, la digestione e il sistema immunitario.

Varianti:

- Per una versione vegetariana o vegana, sostituisci il pollo con tofu o seitan e regola il tempo di cottura di conseguenza.

- Aggiungi erbe fresche, come prezzemolo o coriandolo, alla fine della cottura per un tocco extra di sapore.

Questa ricetta di Pollo Arrosto con Verdure è un'opzione salutare, ricca di nutrienti e facile da preparare. Ricorda di adattarla alle tue preferenze alimentari e alle tue esigenze specifiche.

Pesce al Cartoccio

Ingredienti:

- 4 filetti di pesce (come sogliola, branzino, tilapia, salmone, ad esempio)

- Sale e pepe q.b.

- 1 limone, tagliato a fette sottili

- 1 carota, tagliata a strisce sottili

- 1 zucchina, tagliata a strisce sottili

- 1 porro, tagliato a strisce sottili

- 4 cucchiaini di olio d'oliva

- 4 cucchiai di vino bianco (opzionale)

- Erbe fresche a piacere (prezzemolo, coriandolo, dragoncello, ecc.)

Istruzioni:

1. Preriscalda il forno a 200°C.

2. Taglia quattro pezzi grandi di carta stagnola o carta da forno, sufficienti per avvolgere ogni filetto di pesce.

3. Metti ogni filetto di pesce al centro di ogni pezzo di carta.

4. Condisci i filetti di pesce con sale e pepe q.b.

5. Distribuisci le fette di limone sui filetti di pesce.

6. Metti le strisce di carota, zucchina e porro sul pesce.

7. Versa 1 cucchiaino di olio d'oliva su ogni filetto.

8. Se desideri, aggiungi 1 cucchiaio di vino bianco su ogni filetto.

9. Cospargi le erbe fresche tritate su ogni filetto.

10. Piega la carta sopra il pesce e le verdure, formando un pacchetto ben sigillato.

11. Metti i pacchetti in una teglia e inforna per 15-20 minuti, o fino a quando il pesce è cotto.

12. Togli dal forno e servi immediatamente, aprendo i pacchetti sul tavolo in modo che ogni persona possa gustare la presentazione.

Informazioni Aggiuntive: Varianti:

- Prova ad aggiungere fette di pomodoro, funghi o altre verdure a piacere. **Contorno:**

- Accompagna il pesce al cartoccio con riso, quinoa o un'insalata verde. **Benefici per la Salute:**

- Cucinare al cartoccio conserva i nutrienti degli alimenti, garantendo un pasto sano e gustoso.

- Il pesce è una eccellente fonte di proteine magre e acidi grassi omega-3, benefici per la salute cardiovascolare.

Questa ricetta è un modo delizioso e salutare per preparare il pesce, preservando i suoi sapori e i suoi nutrienti.

Pasta Primavera

Ingredienti:

- 400g di pasta (scegli il tipo che preferisci)
- 2 cucchiai di olio d'oliva
- 3 spicchi d'aglio, tritati
- 1 cipolla media, tagliata a strisce sottili
- 1 carota grande, tagliata a strisce sottili o julienne
- 1 zucchina media, tagliata a strisce sottili o julienne
- 1 peperone rosso, tagliato a strisce sottili
- 1 peperone giallo, tagliato a strisce sottili
- 1 tazza di broccoli, divisi in piccoli fiorellini
- 1 tazza di pomodorini ciliegia, tagliati a metà
- Sale e pepe q.b.
- 1 cucchiaino di peperoncino rosso in fiocchi (opzionale, per un tocco piccante)
- Succo di 1 limone
- Parmigiano grattugiato, per servire
- Foglie di basilico fresco, per decorare

Istruzioni:

1. Cuoci la pasta seguendo le istruzioni sulla confezione in acqua salata finché non sia al dente. Scola e metti da parte.

2. In una padella grande, scalda l'olio d'oliva a fuoco medio. Aggiungi l'aglio e la cipolla, soffriggendoli finché non siano morbidi e leggermente dorati.

3. Aggiungi carote, zucchine, peperoni e broccoli nella padella. Cuoci per qualche minuto finché le verdure non siano leggermente morbide, ma ancora croccanti.

4. Aggiungi i pomodorini ciliegia e continua a cuocere per altri 2-3 minuti.

5. Condisci le verdure con sale, pepe e peperoncino rosso in fiocchi (se lo stai usando). Mescola bene per assicurarti che tutti gli ingredienti siano ben amalgamati.

6. Aggiungi la pasta cotta alle verdure nella padella. Versa il succo di limone e mescola per incorporare i sapori.

7. Cuoci per qualche altro minuto finché tutto non sia riscaldato.

8. Servi la Pasta Primavera in piatti individuali. Completa con parmigiano grattugiato e decora con foglie di basilico fresco.

Informazioni Aggiuntive: Varianti:

- Aggiungi proteine alla ricetta, come pollo alla griglia, gamberi o tofu, per una versione più sostanziale.

Benefici per la Salute:

- Questa ricetta è ricca di verdure, fornendo una varietà di nutrienti essenziali.

- La scelta della pasta integrale aumenta la fibra nel pasto.

La Pasta Primavera è un'opzione versatile e colorata, perfetta per gustare la varietà di verdure di stagione.

Curry di Verdure con Ceci

Ingredienti:

- 1 lattina (400g) di ceci, scolati e lavati
- 2 cucchiai di olio di cocco o olio d'oliva
- 1 cipolla media, tritata
- 3 spicchi d'aglio, tritati
- 1 cucchiaio di zenzero fresco, grattugiato
- 2 cucchiai di pasta di curry (rossa o gialla, a seconda delle preferenze)
- 1 cucchiaino di curcuma in polvere
- 1 cucchiaino di cumino in polvere
- 1 cucchiaino di coriandolo in polvere
- 1 melanzana media, tagliata a cubetti
- 2 carote, tagliate a rondelle
- 1 patata dolce media, sbucciata e tagliata a cubetti
- 1 lattina (400 ml) di latte di cocco
- Sale e pepe q.b.
- Coriandolo fresco tritato per decorare (opzionale)
- Riso o quinoa cotti per servire

Istruzioni:

1. In una pentola grande, scalda l'olio di cocco o l'olio d'oliva a fuoco medio.

2. Aggiungi la cipolla e soffriggi finché non diventa morbida e trasparente.

3. Aggiungi l'aglio e lo zenzero, cuocendo per altri 1-2 minuti fino a quando rilasciano il loro aroma.

4. Aggiungi la pasta di curry, la curcuma, il cumino e il coriandolo in polvere. Mescola bene per incorporare le spezie.

5. Aggiungi le verdure (melanzane, carote, patate dolci) nella pentola e mescola per rivestirle delle spezie.

6. Versa il latte di cocco nella pentola e mescola.

7. Aggiungi i ceci scolati alla miscela.

8. Aggiusta di sale e pepe. Fai bollire il curry e poi abbassa il fuoco. Cuoci per 20-25 minuti o finché le verdure non saranno morbide.

9. Regola il sapore se necessario e, se desideri, aggiungi il coriandolo fresco tritato prima di servire.

10. Servi il Curry di Verdure con Ceci su riso o quinoa cotti.

Informazioni Aggiuntive

Informazioni Nutrizionali

- I ceci sono un'ottima fonte di proteine vegetali, fibre, ferro e altri nutrienti essenziali.

- Le verdure forniscono una varietà di vitamine, minerali e antiossidanti.

Benefici per la Salute:

- Piatto vegano ricco di proteine vegetali e fibre, promuovendo sazietà e salute digestiva.

- Le spezie, come la curcuma e lo zenzero, hanno proprietà antinfiammatorie.

Variazioni:

- Prova ad aggiungere altre verdure a tua scelta, come spinaci o cavolo, per aumentare ulteriormente la varietà nutrizionale.

- Regola la quantità di pasta di curry per controllare il livello di piccantezza secondo le tue preferenze.

Stufato di Carne con Verdure

Ingredienti:

- 500g di carne a scelta (come noce, muscolo, girello), tagliata a cubetti

- 2 cucchiai di olio vegetale

- 1 cipolla media, tritata

- 3 spicchi d'aglio, tritati

- 2 carote, sbucciate e tagliate a rondelle

- 2 patate medie, sbucciate e tagliate a cubetti

- 1 peperone verde, tagliato a strisce

- 1 lattina (400g) di pomodori pelati, tritati

- 2 cucchiai di concentrato di pomodoro

- 2 tazze di brodo di carne

- 1 foglia di alloro

- 1 cucchiaino di timo secco

- 1 cucchiaino di rosmarino secco

- Sale e pepe q.b.

- Prezzemolo fresco tritato per decorare (opzionale)

Istruzioni:

1. In una pentola grande, riscalda l'olio a fuoco medio. Aggiungi la carne e rosola da tutti i

lati. Togli la carne dalla pentola e metti da parte.

2. Nella stessa pentola, aggiungi la cipolla e l'aglio. Soffriggi finché non diventano morbidi e leggermente dorati.

3. Aggiungi i pomodori pelati tritati e il concentrato di pomodoro nella pentola. Cuoci per alcuni minuti finché i pomodori non iniziano a disfarsi.

4. Aggiungi di nuovo la carne nella pentola. Versa il brodo di carne sulla carne.

5. Aggiungi carote, patate e peperone nella pentola. Mescola bene per incorporare gli ingredienti.

6. Aggiusta di sale, pepe, alloro, timo e rosmarino. Mescola bene.

7. Fai bollire lo stufato e poi abbassa il fuoco per farlo sobbollire a fuoco basso. Copri la pentola e lascia cuocere per circa 1-1,5 ore, o finché la carne non risulta morbida e le verdure cotte.

8. Verifica il sapore e aggiusta se necessario.

9. Servi lo Stufato di Carne con Verdure in piatti individuali, decorando con prezzemolo fresco se desiderato.

Informazioni Aggiuntive

Variazioni:

- Aggiungi piselli, mais o altre verdure a tua scelta per una maggiore varietà.

- Prova a utilizzare tagli diversi di carne, come maiale o agnello, per variare il gusto.

Accompagnamento:

- Servi lo stufato su riso, purè di patate o con pane croccante per assorbire i deliziosi succhi.

Informazioni Nutrizionali: Questo stufato è un pasto ricco di nutrienti, fornendo proteine di alta qualità dalla carne, oltre a una varietà di vitamine e minerali dalle verdure. L'inclusione di carote, patate e peperoni aggiunge fibre, vitamine A e C, potassio e altri nutrienti essenziali alla dieta.

Benefici per la Salute:

- Proteine di Qualità: La carne offre proteine complete contenenti tutti gli amminoacidi essenziali per la costruzione e la riparazione dei tessuti del corpo.

- Vitamine e Minerali: Le verdure come carote, patate e peperoni forniscono una varietà di vitamine e minerali, contribuendo alla salute degli occhi, della pelle, del sistema immunitario e della funzione neuromuscolare.

- Fibre: La presenza di verdure aggiunge fibre alla dieta, promuovendo la salute digestiva e aiutando a controllare il peso.

- Antiossidanti: Ingredienti come aglio, cipolla e pomodori pelati sono ricchi di antiossidanti, che aiutano a combattere lo stress ossidativo nel corpo.

Variazioni:

- Questo piatto non è vegano, poiché contiene carne. Tuttavia, la ricetta può essere adattata sostituendo la carne con proteine vegetali, come funghi, proteina di soia testurizzata (TVP) o ceci, per creare una versione vegana o vegetariana dello stufato.

Suggerimenti Aggiuntivi:

- Lo stufato può essere preparato in anticipo e conservato in frigorifero per alcuni giorni, il che può intensificare i sapori.

- Servi questo piatto con una porzione moderata di carboidrati complessi, come riso integrale o quinoa, per un pasto bilanciato.

- La scelta di tagli magri di carne aiuta a mantenere più basso il contenuto di grassi. Rimuovi l'eccesso di grasso visibile prima della cottura, se desideri ridurre ulteriormente la quantità di grassi nel pasto.

Coq au Vin

Ingredienti:

- 1 pollo intero, tagliato a pezzi
- 200g di pancetta, tagliata a cubetti
- 1 cipolla grande, tritata
- 2 carote, sbucciate e tagliate a rondelle
- 4 spicchi d'aglio, tritati
- 200g di funghi, tagliati a fette
- 750ml di vino rosso (preferibilmente un vino robusto come il Borgogna)
- 2 tazze di brodo di pollo
- 2 cucchiai di farina di grano
- 2 foglie di alloro
- 1 rametto di timo
- Sale e pepe q.b.
- Olio d'oliva
- Prezzemolo fresco tritato per decorare

Istruzioni:

1. Condire i pezzi di pollo con sale e pepe. Cospargere con la farina di grano, assicurandosi che ogni pezzo sia ben rivestito.

2. In una pentola grande, riscaldare un po'
   d'olio d'oliva a fuoco medio-alto. Rosolare i
   pezzi di pollo su tutti i lati. Togliere dalla
   pentola e mettere da parte.

3. Nella stessa pentola, aggiungere la pancetta
   e rosolare fino a doratura. Aggiungere la
   cipolla, le carote e l'aglio, cuocere finché
   non diventano morbidi.

4. Rimettere i pezzi di pollo nella pentola.
   Aggiungere i funghi, il vino rosso, il brodo
   di pollo, l'alloro e il timo. Mescolare bene.

5. Portare a ebollizione e abbassare il fuoco a
   medio-basso. Coprire la pentola e cuocere
   per circa 1,5-2 ore, o finché il pollo non sarà
   morbido.

6. Togliere i pezzi di pollo e le verdure dalla
   pentola, mantenendo il liquido sul fuoco.
   Cuocere il liquido fino a quando si riduce e
   si addensa leggermente.

7. Rimettere i pezzi di pollo e le verdure nella
   pentola. Regolare il condimento se
   necessario.

8. Servire il Coq au Vin in piatti singoli,
   decorando con prezzemolo fresco.

Informazioni Aggiuntive

Accompagnamento:

- Servire il Coq au Vin con patate al forno, purè di patate o riso per assorbire i deliziosi sughi.

Suggerimento per il Vino:

- Servire questo piatto classico francese con lo stesso vino rosso usato nella cottura, come un Borgogna robusto.

Variante:

- Per una versione più veloce, è possibile utilizzare cosce e sovracosce di pollo disossate. Il tempo di cottura sarà ridotto.

Il Coq au Vin è una deliziosa ricetta classica francese, conosciuta per i suoi sapori ricchi e confortanti.

Informazioni Nutrizionali:

- Proteine di Qualità: Il pollo è un'eccellente fonte di proteine magre, essenziali per la costruzione e la riparazione dei tessuti corporei.

- Vitamine e Minerali: Le verdure come cipolla, carote, funghi e aglio forniscono una varietà di vitamine e minerali, contribuendo alla salute generale, al sistema immunitario e alla vista.

- Antiossidanti: L'aglio e i funghi sono ricchi di antiossidanti, che aiutano a contrastare lo stress ossidativo nel corpo.

- Acidi Grassi Omega-3: Se il pollo è allevato al pascolo, potrebbe contenere acidi grassi omega-3 benefici per la salute cardiovascolare.

Benefici per la Salute:

- Proteine Sostenibili: Il pollo è una fonte di proteine animali più sostenibile rispetto ad altre carni rosse.

- Sapori Naturali: Utilizzando ingredienti freschi e erbe, il Coq au Vin esalta i sapori naturali degli alimenti, offrendo un pasto ricco di nutrienti.

- Sensazione di Soddisfazione: L'equilibrio tra proteine, grassi sani e verdure può fornire una sensazione di sazietà, aiutando a controllare l'appetito.

Variante Vegana:

- Per una versione vegana, è possibile sostituire il pollo con grandi funghi (come portobello) o proteine vegetali testurizzate (PVT). La base di brodo vegetale intensificherà i sapori.

Ricorda:

- Il Coq au Vin tradizionale non è vegano, poiché contiene carne di pollo. Tuttavia, possono essere apportate modifiche per soddisfare le preferenze alimentari specifiche.

Consiglio Aggiuntivo:

- Scegliendo ingredienti di alta qualità, come pollo allevato al pascolo e verdure biologiche, è possibile aumentare il valore nutrizionale della ricetta.

Il Coq au Vin, quando consumato con moderazione e come parte di una dieta equilibrata, offre un pasto delizioso con benefici nutrizionali.

Capitolo 6

Gratitudine

La gratitudine, un sentimento profondo di apprezzamento e riconoscimento, trascende i limiti del semplice atto di ringraziamento, è una pratica radicata nei valori essenziali che risuonano attraverso le filosofie di vita. Nella prospettiva stoica, la gratitudine è una manifestazione tangibile di connessione con il mondo intorno a noi. Nel contesto del cibo, esprimere gratitudine per il cibo che sostiene il corpo diventa una pratica stoica, una forma di onorare il cibo stesso e riconoscere la catena di eventi che li ha portati fino alla nostra tavola.

La filosofia stoica valorizza la consapevolezza del momento presente, e la gratitudine per il cibo diventa un'estensione naturale di questo principio. Osservando il pasto di fronte a noi, coltiviamo una consapevolezza più profonda del viaggio che ogni ingrediente ha compiuto per raggiungerci. Ciò include il seme piantato nella terra, la pioggia che l'ha nutrita, il lavoro dedicato degli agricoltori, il trasporto attento dei prodotti e l'abilità nella preparazione culinaria. Ogni elemento del viaggio alimentare diventa una ragione per esprimere gratitudine.

La pratica stoica di riconoscere l'origine del cibo è un atto di umiltà. Comprendendo che siamo interconnessi con la natura e con coloro che hanno contribuito al processo alimentare, coltiviamo una gratitudine che va oltre la semplice soddisfazione fisica. Riconosciamo la complessità e l'armonia della catena alimentare, e ringraziamo per ogni parte di questo sistema che ci sostiene.

La gratitudine stoica per il cibo non è solo un atto individuale. Condividere un pasto è un'opportunità per esprimere gratitudine a coloro che hanno preparato il cibo e a coloro che lo condividono con noi. La tavola diventa un luogo di incontro, dove la gratitudine si trasforma in un legame invisibile che unisce le persone intorno all'esperienza comune di nutrire il corpo e l'anima.

Riconoscere il nutrimento fornito dal cibo è, in sostanza, riconoscere il valore intrinseco della vita stessa. Gli stoici comprendono che il corpo è il tempio dell'anima, e esprimere gratitudine per il cibo è un modo per onorare questo tempio. Ogni pasto diventa un tangibile promemoria del dono della vita e della responsabilità di prendersi cura del corpo che ci sostiene.

Inoltre, la gratitudine stoica per il cibo si estende all'atto di gustare ogni boccone con piena consapevolezza. Assaporando i sapori, sentendo le consistenze e apprezzando gli aromi, creiamo un'esperienza alimentare ricca di gratitudine. Ogni pasto diventa un rituale di apprezzamento, un'opportunità per riconoscere l'abbondanza presente anche nelle cose più semplici.

La pratica stoica della gratitudine per il cibo è quindi un modo per vivere in allineamento con i principi fondamentali della filosofia stoica. Riconoscendo l'origine del cibo, la catena di eventi che li ha portati fino a noi e esprimendo gratitudine per questo viaggio, incorporiamo un'atteggiamento di umiltà, consapevolezza e apprezzamento per l'interconnessione di tutte le cose. Questa pratica trasforma il modo in cui vediamo il cibo e come viviamo le nostre vite, rendendo ogni pasto una celebrazione della vita e un'espressione di profonda gratitudine.

Pani Integrali

La scelta del pane integrale, con la sua semplicità e valore nutritivo, riflette una pratica che si armonizza profondamente con i valori stoici. Nella filosofia stoica, la semplicità è venerata e l'apprezzamento per le cose fondamentali della vita è considerato una virtù. L'atto di scegliere i pani integrali è una scelta salutare e una dichiarazione di rispetto per l'integrità e la semplicità degli ingredienti.

Optando per i pani integrali, gli stoici trovano una manifestazione tangibile del valore della moderazione. I pani integrali, spesso realizzati con farine più nutrienti e cereali integrali, offrono una fonte di energia sostenibile e sono ricchi di fibre, contribuendo a una sensazione duratura di sazietà. Questa scelta alimentare è un riflesso della moderazione stoica, scegliendo ciò che è gustoso e nutre in modo equilibrato.

La pratica di fare pane integrale risuona anche con i principi stoici. Impastare la pasta, osservare il lievito agire e sentire l'aroma del pane che cuoce sono rituali che invitano alla pazienza e alla riflessione. Il processo di fare pane integrale, spesso più lungo rispetto a quello dei pani convenzionali, insegna a valorizzare il tempo investito nella creazione di qualcosa di significativo. Gli stoici riconoscono la bellezza e la ricompensa che derivano dalla pazienza e dall'impegno in una pratica, anche se così semplice come fare il pane.

Inoltre, la scelta dei pani integrali risuona con la nozione stoica di connessione con la natura. Optando per cereali integrali e farine meno lavorate, gli stoici onorano l'integrità degli alimenti, rispettando la natura e apprezzando ciò che essa offre nella sua forma più pura. Questo è un'affermazione di uno stile di vita in armonia con i cicli naturali.

Il pane integrale offre anche una preziosa lezione sull'importanza della sostenibilità. Optare per ingredienti integrali significa spesso scegliere opzioni più sostenibili e meno lavorate, in linea con la valorizzazione stoica della responsabilità verso l'ambiente. Questa attenzione alle scelte alimentari diventa un'espressione pratica della virtù stoica di vivere in armonia con il mondo che ci circonda.

La pratica di scegliere e fare pane integrale è, quindi, più di un semplice atto quotidiano; è una manifestazione dei valori stoici nella vita di tutti i giorni. Ogni fetta di pane integrale diventa un simbolo di moderazione, pazienza, connessione con la natura e responsabilità ambientale. Scegliendo qualcosa di così semplice come il pane integrale, gli stoici trovano un modo per vivere in sintonia con i loro principi fondamentali, trasformando un atto quotidiano in un'espressione significativa di valori senza tempo.

Pane Integrale Semplice

Ingredienti:

- 2 tazze (240g) di farina di frumento integrale

- 1 tazza (120g) di farina di frumento bianca

- 1 1/4 tazze (300ml) di acqua tiepida

- 2 cucchiai di miele o zucchero di canna

- 2 cucchiai di olio d'oliva o olio vegetale

- 1 cucchiaino di sale

- 2 1/4 cucchiaini (1 bustina) di lievito di birra secco

Istruzioni:

1. **Attivazione del Lievito:**

   - In una piccola ciotola, mescolare il lievito con 1/4 di tazza di acqua tiepida e un pizzico di zucchero. Lasciare riposare per 5-10 minuti fino a formare una schiuma.

2. **Preparazione dell'Impasto:**

   - In una grande ciotola, mescolare la farina di frumento integrale, la farina di frumento bianca e il sale.

- Aggiungere il lievito attivato, il miele (o lo zucchero di canna), l'olio d'oliva e l'acqua tiepida rimanente.

- Mescolare bene fino a ottenere un impasto omogeneo.

3. **Impastare e Far Riposare:**

   - Trasferire l'impasto su una superficie infarinata e impastare per circa 10 minuti, aggiungendo più farina se necessario per evitare che si attacchi.

   - Mettere l'impasto in una ciotola unta, coprire con un panno umido e lasciare riposare in un luogo caldo per 1-1,5 ore, o fino al raddoppio.

4. **Formare e Far Riposare di Nuovo:**

   - Rimuovere l'impasto dalla ciotola e metterlo in una teglia da pane unto.

   - Coprire nuovamente e lasciare riposare per altri 30-45 minuti.

5. **Preriscaldare il Forno:**

   - Preriscaldare il forno a 180°C.

6. **Cuocere:**

   - Cuocere il pane nel forno preriscaldato per 30-40 minuti, o finché dorato e facente un suono cavo quando viene picchiato nella parte inferiore.

7. **Raffreddamento:**

- Far raffreddare il pane nella teglia per alcuni minuti e poi trasferirlo su una griglia per raffreddarsi completamente prima di affettarlo.

Variazioni:

- Aggiungere semi di girasole, chia o lino all'impasto per una versione più nutritiva.

Consigli:

- Il tempo di cottura può variare, quindi verificare la cottura del pane inserendo uno stuzzicadenti al centro; se esce pulito, il pane è pronto.

Questo **Pane Integrale Semplice** è un'ottima opzione per chi cerca una ricetta casalinga e salutare. Il miele aggiunge un tocco di dolcezza e la combinazione di farina di frumento integrale e bianca offre un pane morbido e nutriente.

Pane Integrale alle Carote e Miele

Ingredienti:

- 1 tazza (120g) di farina di grano saraceno
- 1 tazza (120g) di farina di frumento
- 1 cucchiaino di lievito di birra secco
- 1/2 cucchiaino di sale
- 1 tazza (240ml) di purè di carote (circa 2 carote medie cotte e schiacciate)
- 1/4 di tazza (60ml) di miele
- 2 cucchiai di olio di cocco o olio d'oliva
- 1/2 tazza (120ml) di acqua tiepida
- Semi di girasole o zucca per decorare (opzionale)

Istruzioni:

Preparazione delle Carote:

- Cuocere le carote fino a renderle morbide. Schiacciarle per ottenere un purè.

Attivazione del Lievito:

- In una piccola ciotola, mescolare il lievito con 1/4 di tazza di acqua tiepida e un pizzico di zucchero. Lasciare riposare per 5-10 minuti fino a quando non si forma una schiuma.

Preparazione dell'Impasto:

- In una grande ciotola, combinare le farine di grano saraceno e di frumento, il lievito attivato, il purè di carote, il miele, l'olio di cocco o l'olio d'oliva e il sale.

- Aggiungere gradualmente l'acqua tiepida, mescolando bene fino a ottenere un impasto omogeneo.

Impastare e Far Riposare:

- Trasferire l'impasto su una superficie infarinata e impastare per circa 10-12 minuti, aggiungendo più farina se necessario per evitare che si attacchi.

- Mettere l'impasto in una ciotola unta, coprire con un panno umido e lasciare riposare in un luogo caldo per 1-1,5 ore, o fino al raddoppio del volume.

Formare e Far Riposare di Nuovo:

- Togliere l'impasto dalla ciotola, formarlo in forma di pane e metterlo in una forma da pane unto.

- Coprire di nuovo e lasciar riposare per altri 30-45 minuti.

Preriscaldare il Forno:

- Preriscaldare il forno a 180°C.

Cuocere:

- Cuocere il pane nel forno preriscaldato per 35-45 minuti, o fino a quando è dorato e suona vuoto quando si batte sul fondo.

Raffreddare:

- Far raffreddare il pane nella forma per alcuni minuti e poi trasferirlo su una griglia per raffreddare completamente prima di affettarlo.

Variazioni:

- Aggiungere noci o uvetta all'impasto per una versione più ricca di consistenza e sapore.

Consigli:

- Se desideri, spennellare la parte superiore del pane con miele scaldato prima di infornare per un extra lucido.

Questo **Pane Integrale alle Carote e Miele** combina la dolcezza naturale delle carote e del miele, creando un pane delizioso e nutriente. Le carote aggiungono umidità e colore, mentre il miele offre un tocco di sapore unico.

Pane Integrale alla Zucca

Ingredienti:

- 1 tazza (120g) di farina di frumento integrale

- 1 tazza (120g) di farina di frumento

- 1 cucchiaino di lievito di birra secco

- 1/2 cucchiaino di sale

- 1 tazza (240g) di purè di zucca (zucca cotta e schiacciata)

- 2 cucchiai di miele o sciroppo d'acero

- 2 cucchiai di olio d'oliva o olio vegetale

- 1/2 tazza (120ml) di acqua tiepida

- Semi di zucca per decorare (opzionale)

Istruzioni:

Preparazione della Zucca:

- Cuocere la zucca fino a renderla morbida. Schiacciarla per ottenere un purè.

Attivazione del Lievito:

- In una piccola ciotola, mescolare il lievito con 1/4 di tazza di acqua tiepida e un pizzico di zucchero. Lasciare riposare per 5-10 minuti fino a formare una schiuma.

Preparazione dell'Impasto:

- In una grande ciotola, unire le farine di frumento integrale e bianca, il lievito attivato, il purè di zucca, il miele (o lo sciroppo d'acero), l'olio d'oliva e il sale.

- Aggiungere gradualmente l'acqua tiepida, mescolando bene fino a ottenere un impasto omogeneo.

Impastare e Far Riposare:

- Trasferire l'impasto su una superficie infarinata e impastare per circa 10-12 minuti, aggiungendo più farina se necessario per evitare che si attacchi.

- Mettere l'impasto in una ciotola unta, coprire con un panno umido e lasciare riposare in un luogo caldo per 1-1,5 ore, o fino al raddoppio del volume.

Formare e Far Riposare di Nuovo:

- Togliere l'impasto dalla ciotola, formarlo in forma di pane e metterlo in una forma da pane unto.

- Coprire di nuovo e lasciar riposare per altri 30-45 minuti.

Preriscaldare il Forno:

- Preriscaldare il forno a 180°C.

Cuocere:

- Cuocere il pane nel forno preriscaldato per 35-45 minuti, o fino a quando è dorato e suona vuoto quando si batte sul fondo.

Raffreddare:

- Far raffreddare il pane nella forma per alcuni minuti e poi trasferirlo su una griglia per raffreddare completamente prima di affettarlo.

Variazioni:

- Aggiungere noci, uvetta o spezie come cannella e noce moscata all'impasto per un sapore più ricco.

Consigli:

- Spennellare la parte superiore del pane con miele riscaldato prima di infornare per un extra lucido e un tocco di sapore.

Questo **Pane Integrale alla Zucca** è una deliziosa e nutriente opzione, che unisce la dolcezza naturale della zucca ai vantaggi delle farine integrali. Perfetto per l'autunno e una creativa maniera di utilizzare la zucca nelle tue ricette.

Pane Integrale alle Erbe Fini

Ingredienti:

- 1 tazza (120g) di farina di frumento integrale
- 1 tazza (120g) di farina di frumento
- 1 cucchiaino di lievito di birra secco
- 1/2 cucchiaino di sale
- 1 cucchiaio di erbe fini secche (come timo, rosmarino, basilico)
- 2 cucchiai di olio d'oliva
- 1 cucchiaio di miele o sciroppo d'acero
- 1/2 tazza (120ml) di acqua tiepida

Istruzioni:

Attivazione del Lievito:

- In una piccola ciotola, mescolare il lievito con 1/4 di tazza di acqua tiepida e un pizzico di zucchero. Lasciare riposare per 5-10 minuti fino a formare una schiuma.

Preparazione dell'Impasto:

- In una grande ciotola, unire le farine di frumento integrale e bianca, il lievito attivato, il sale e le erbe fini secche.
- Aggiungere l'olio d'oliva, il miele (o lo sciroppo d'acero) e l'acqua tiepida.

Mescolare bene fino a ottenere un impasto omogeneo.

Impastare e Far Riposare:

- Trasferire l'impasto su una superficie infarinata e impastare per circa 10-12 minuti, aggiungendo più farina se necessario per evitare che si attacchi.

- Mettere l'impasto in una ciotola unta, coprire con un panno umido e lasciare riposare in un luogo caldo per 1-1,5 ore, o fino al raddoppio del volume.

Formare e Far Riposare di Nuovo:

- Togliere l'impasto dalla ciotola, formarlo in forma di pane e metterlo in una forma da pane unto.

- Coprire di nuovo e lasciar riposare per altri 30-45 minuti.

Preriscaldare il Forno:

- Preriscaldare il forno a 180°C.

Cuocere:

- Cuocere il pane nel forno preriscaldato per 35-45 minuti, o fino a quando è dorato e suona vuoto quando si batte sul fondo.

Raffreddare:

- Far raffreddare il pane nella forma per alcuni minuti e poi trasferirlo su una griglia per raffreddare completamente prima di affettarlo.

Variazioni:

- Sperimentare diverse combinazioni di erbe fini per creare sapori unici, come rosmarino e timo o basilico e origano.

Consigli:

- Spennellare la parte superiore del pane con olio d'oliva prima di infornare per un extra lucido e intensificazione del sapore.

Questo **Pane Integrale alle Erbe Fini** è una deliziosa e aromatica opzione. Le erbe fini aggiungono una nota di freschezza e sapore alla ricetta, rendendola una scelta versatile per accompagnare diversi pasti.

Miele e Noci

Il miele e le noci, cibi semplici e sublimi, offrono un'esperienza gastronomica che va oltre il palato. Nella loro semplicità, questi elementi della natura diventano una celebrazione della generosità del mondo naturale. Apprezzandoli con moderazione, ci immergiamo in un'esperienza che va oltre il nutrimento, connettendoci all'essenza pura e ricca dei doni che la natura ci offre.

La dolcezza dorata del miele, prodotta dalle api dai fiori, è un vero nettare della natura. Questo liquido dorato è un'alternativa più salutare allo zucchero e rappresenta un simbolo di duro lavoro e cooperazione all'interno di un alveare e anche per la nostra stessa vita. Assaporando il miele, veniamo ricordati del suo sapore ricco e complesso e dell'incredibile viaggio che lo ha portato sulle nostre tavole. Ogni cucchiaiata è un'espressione di gratitudine per l'abilità lavoratrice delle api e per la bellezza intrinseca della natura.

Le noci, d'altra parte, sono piccoli pacchetti di potere nutrizionale. Pieni di acidi grassi essenziali, proteine e fibre, rappresentano un dono della natura per la nostra salute. Gustando le noci, ci immergiamo in una ricchezza di consistenze e sapori che solo la natura può offrire. La croccantezza delle noci e la loro profondità di sapore si distinguono come una ricca fonte di nutrienti per il corpo.

La combinazione di miele e noci è una partnership celestiale in cucina. La dolcezza del miele esalta la robustezza delle noci, creando un'esperienza di sapore equilibrata e sofisticata. Questo matrimonio di sapori è un'espressione culinaria dell'armonia presente nella natura, dove ingredienti semplici si uniscono per creare qualcosa di veramente straordinario. Apprezzando questa combinazione, esprimiamo gratitudine per l'unicità di ogni alimento e per la sinergia che essi formano insieme.

La moderazione, in questo contesto, è la chiave per un'apprezzamento completo. Assaporando miele e noci con moderazione, onoriamo la nostra salute e la saggezza di gustare ogni boccone come un dono prezioso. La gratitudine si manifesta nella consapevolezza dell'equilibrio, nella scelta di apprezzare ogni sfumatura di sapore e consistenza.

Questa semplice celebrazione della generosità della natura ci porta oltre il semplice nutrirsi. È un atto conscio di riconoscimento per la ricchezza che la terra ci offre e un ricordo che, anche nei cibi più semplici, c'è una profonda bellezza e una connessione con la natura. Gustando il miele e le noci, stiamo tessendo un filo invisibile di gratitudine che ci lega al tessuto della vita. Ogni goccia di miele e ogni noce croccante diventano una testimonianza silenziosa della generosità della natura e della nostra capacità di assaporare, con gratitudine, i semplici doni che essa ci offre.

Miele:

- **Proprietà Antibatteriche e Antiossidanti:** Il miele possiede proprietà antibatteriche naturali, rendendolo utile nel trattamento di ferite e ustioni. Inoltre, contiene antiossidanti che contrastano i radicali liberi nel corpo.

- **Alleviamento per la Gola:** Il miele è noto per le sue proprietà lenitive e può essere efficace nel alleviare l'irritazione della gola. Aggiungerlo al tè o consumarlo direttamente può fornire comfort.

- **Energia Naturale:** Grazie alla sua composizione di zuccheri naturali, il miele è una fonte di energia rapida e può essere un'alternativa salutare per sostituire lo zucchero raffinato in certi casi.

Noci al Naturale:

- **Acidi Grassi Omega-3:** Le noci sono un'ottima fonte di acidi grassi omega-3, che sono benefici per la salute del cuore, aiutando a ridurre il colesterolo cattivo e promuovendo la salute cardiovascolare.

- **Proteine e Fibre:** Le noci contengono proteine e fibre, che contribuiscono alla sazietà e possono essere benefiche per il controllo del peso.

- **Vitamine e Minerali:** Le noci sono ricche di vitamine, come la vitamina E, e minerali, come il magnesio e il selenio, che svolgono ruoli importanti in diverse funzioni del corpo.

- **Salute Cerebrale:** Gli acidi grassi omega-3 e altri nutrienti presenti nelle noci sono associati a benefici per la salute cerebrale, inclusi il miglioramento della memoria e la riduzione del rischio di malattie neurodegenerative.

Come Consumare:

- **Miele:** Può essere consumato da solo, aggiunto al tè, allo yogurt o utilizzato come sostituto naturale dello zucchero nelle ricette.

- **Noci al Naturale:** Sono ottime come spuntino salutare da soli, aggiunte alle insalate, allo yogurt o incorporate nei piatti principali.

Ricorda di consumare questi alimenti con moderazione, poiché, anche se nutritivi, sono densi di calorie. Consultare un professionista della salute è sempre una buona pratica, specialmente se si hanno condizioni mediche specifiche.

Yogurt con Frutta

Lo yogurt con la frutta, una combinazione armoniosa di cremosità e freschezza, è un'ode alla semplicità e alla salute. Questo piatto, spesso sottovalutato nella sua apparente semplicità, si rivela un capolavoro di equilibrio nutrizionale quando esplorato nella sua essenza.

Alla base di questa delizia c'è lo yogurt naturale, una fonte ricca di probiotici che promuovono la salute digestiva. La consistenza cremosa e l'acidità leggera dello yogurt forniscono una tela bianca per le stelle di questo spettacolo: la frutta fresca. La moderazione è la chiave di questa composizione, evidenziando la selezione attenta di frutti vari come fragole, mirtilli, kiwi e mango, per creare una sinfonia di sapori e nutrienti.

La scelta della frutta fresca aggiunge una esplosione di colori al piatto, ma infonde anche una ricchezza di vitamine, minerali e antiossidanti. Le fragole, ricche di vitamina C, promuovono la salute immunitaria, mentre il potere antiossidante dei mirtilli aiuta a proteggere le cellule dai danni. La varietà di frutta non solo rende ogni cucchiaiata un'esperienza sensoriale unica, ma offre anche una gamma diversificata di benefici nutrizionali.

Oltre all'aspetto nutrizionale, lo yogurt con la frutta rappresenta la moderazione nella scelta degli alimenti. Questo piatto è una celebrazione della semplicità e dell'approccio bilanciato all'alimentazione. La dolcezza naturale della frutta completa l'acidità dello yogurt, creando un dessert o uno spuntino che soddisfa il palato senza compromettere la salute.

Lo yogurt con la frutta è anche una tela per la creatività culinaria. Aggiunte come miele, granola o anche una spolverata di cannella possono elevare questa semplice preparazione a nuove vette gastronomiche. Questi tocchi intensificano i sapori e aggiungono strati di consistenza e aromi, rendendo ogni cucchiaiata un'esperienza completa.

Oltre alla sua ricchezza di nutrienti, lo yogurt con la frutta svolge un ruolo fondamentale nel favorire la sazietà. La combinazione di proteine dello yogurt e fibre della frutta crea una sensazione di pienezza, rendendolo una scelta intelligente per chi cerca uno spuntino salutare che mantenga l'energia lungo tutto il giorno.

Questo piatto, che può essere gustato a colazione, come spuntino o persino come dessert leggero, va oltre il concetto di alimentazione per diventare un'esperienza culinaria completa. Assaporando lo yogurt con la frutta, ci immergiamo in freschezza, nutrizione e moderazione, celebrando il cibo stesso e la scelta consapevole che nutre sia il corpo che l'anima. Ogni cucchiaiata è un'espressione di equilibrio, semplicità e piacere, invitandoci a godere della bellezza di una scelta alimentare salutare.

Finitezza

Man mano che chiudiamo queste pagine, è come concludere un pasto preparato con cura e gustato con consapevolezza. Proprio come ogni piatto ha la sua fine, così anche le nostre vite hanno la loro finitezza. Questo libro, ispirato ai principi stoici, ha esplorato il mondo della cucina e dell'alimentazione consapevole e ha tracciato parallelismi tra i due.

Gli stoici ci ricordano dell'impermanenza intrinseca alla vita, invitandoci ad abbracciare il presente e a vivere in modo significativo finché abbiamo tempo. Esplorando ricette semplici, ingredienti naturali e pratiche consapevoli in cucina, troviamo una metafora per l'apprezzamento del momento presente. Ogni pasto preparato con attenzione è un'opportunità per celebrare la finitezza dei sapori e degli aromi, proprio come celebriamo la finitezza dei giorni che compongono la nostra esistenza.

Nella semplicità di un piatto di cereali integrali o nella complessità di una zuppa preparata con pazienza, troviamo preziose lezioni sull'accettazione delle limitazioni e sull'apprezzamento di ciò che abbiamo di fronte. La filosofia stoica, con il suo enfasi sulla moderazione e sulla riflessione, risuona nelle scelte consapevoli che facciamo in cucina e nella vita.

Proprio come il pane integrale viene impastato con pazienza, la vita richiede il nostro impegno e l'accettazione delle inevitabili avversità. Il calore che cuoce le verdure in forno riflette l'ardore dell'esperienza umana, plasmandoci e migliorandoci nel tempo. Ogni tazza di tè preparata con riflessione ci fa capire l'importanza di fare una pausa e apprezzare il presente, permettendo alle foglie di infondere le nostre vite con momenti di quiete e introspezione.

Scegliendo cibi che rispettano la natura e prendendo cura del corpo, troviamo una connessione profonda con l'idea stoica di vivere in armonia con il tutto. I cereali integrali, la frutta fresca, lo yogurt, ogni scelta alimentare è un promemoria che siamo parte integrante di questo vasto ecosistema, e la nostra responsabilità è agire con consapevolezza e gratitudine.

Nella pratica di creare piatti da una sola pentola, comprendiamo la semplicità della vita quando riduciamo la complessità delle cose. Allo stesso modo, nelle ricette che enfatizzano la moderazione, la pazienza e l'accettazione, troviamo una guida per una vita stoica - una vita vissuta pienamente, nonostante le limitazioni intrinseche.

Questo libro non ha la pretesa di essere una guida culinaria; è piuttosto una riflessione sul viaggio stoico che è la nostra stessa vita, attraverso sapori, aromi e pratiche che arricchiscono il nostro palato e le nostre anime. Che chiudendo queste pagine, possiamo portare con noi non solo buone ricette, ma anche la saggezza di vivere in modo significativo mentre abbiamo il privilegio di continuare il nostro cammino su questa terra finita.

Ricordiamo che ogni pasto, ogni momento di riflessione in cucina e nella vita, è un'opportunità per onorare la nostra stessa finitezza e celebrare la bellezza effimera dell'esistenza. Che la cucina e la filosofia stoica ci ispirino a vivere con scopo, gratitudine e accettazione, creando un'esperienza significativa ad ogni capitolo del nostro viaggio. E che essa sia permeata di sapore.